MIRJAM HIRANO-CURTET

# ABNEHMEN
## MIT DER SCHNELLEN
## TRENNKOST

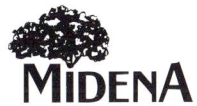

MIDENA

Die Deutsche Bibliothek – CIP-Einheitsaufnahme

**Hirano-Curtet, Mirjam:**
Abnehmen mit der schnellen Trennkost –
Küttigen/Aarau: Midena; Augsburg: Weltbild, 1999
ISBN 3-310-00331-0

2. Auflage 1999

Alleinvertrieb für Deutschland:
WELTBILD VERLAG GmbH
Steinerne Furt 68-70, 86167 Augsburg

© 1999 MIDENA VERLAG GmbH
CH-5024 Küttigen/Aarau
Gestaltung Umschlag und Inhalt: Dora Eichenberger-Hirter, Birrwil
Foodbilder: König & König, Zürich
Lithos: Lang Polycom AG, Basel
Satz: Kneuss Satz AG, Lenzburg
Herstellung: Neue Stalling, Oldenburg

ISBN: 3-310-00331-0

# INHALTSVERZEICHNIS

Abkürzungen

EL     = Esslöffel
TL     = Teelöffel
dl     = Deziliter
ml     = Milliliter
g      = Gramm
Msp    = Messerspitze
l      = Liter

Die Rezepte sind für eine Person berechnet
und können beliebig multipliziert werden.

# LIEBE LESERIN, LIEBER LESER

Möchten Sie gerne mehr für Ihre Gesundheit tun, auch in der täglichen Ernährung? Plagt Sie das schlechte Gewissen, haben Sie verschiedene Wehwehchen und einige Kilos zu viel? Haben Sie es zudem satt, sich nur von Sandwiches, Würsten, Pommes frites, Kuchen und anderem fettem Fastfood am Imbissstand oder aus dem Kühlschrank zwischen Tür und Angel zu ernähren?

Trotz Hektik im Alltag, trotz Zeitnot hier und dort haben Sie sich entschlossen, etwas für Ihre Fitness, Ihr Wohlbefinden, Ihre Gesundheit und nicht zuletzt für Ihr Idealgewicht zu tun. Es ist eine gute Entscheidung. Ich hoffe, das Buch werde Ihnen ein guter Begleiter auf dem Weg zu mehr Qualität, Geschmack, Abwechslung und Ausgewogenheit in der täglichen Ernährung ... und auf dem Weg zur angestrebten Gewichtsreduktion sein.

Zugegeben, eine gesunde, feine Mahlzeit zuzubereiten, braucht etwas mehr Zeit. Frischprodukte wollen gewaschen, geputzt, geschält und zerkleinert werden; doch unser Wohlbefinden und unsere Gesundheit sollen uns diesen Aufwand wert sein. Aber trotz allem: Jede Mahlzeit ist in nur 20 Minuten essbereit. Und damit die Rezepte für Singles, Couples und Familien einfach umzusetzen sind, wurden sie für 1 Person berechnet.

Bei einer gesunden Kost und einer gesunden Lebenseinstellung zählt die Gewichtsreduktion zu den angenehmsten Nebenwirkungen. Der Körper gewinnt seine natürliche Schönheit und Form zurück. Sie werden zwar danach nicht die Maße eines Models haben, sondern ganz einfach die Figur, die Ihrer persönlichen Konstitution entspricht. Der gesundheitliche Gewinn, frei und unabhängig von Übergewicht zu sein, kompensiert einen allfälligen vorübergehenden Verzicht. Sie haben viel zu gewinnen und nichts zu verlieren – außer den leidigen Pfunden.

Neuere ernährungswissenschaftliche Studien belegen, dass Übergewicht nicht eine Frage der Nahrungsmenge, sondern der Nahrungsmittelzusammensetzung ist. Deshalb ist es absolut zwecklos und gefährlich, sich mit schnellen Crashkuren nach der Hauruck-Methode – in 8 Tagen 10 kg weniger – abzuquälen. Solche Methoden sind zum Scheitern verurteilt.

Der Weg ist das Ziel! Gefragt sind Ausgewogenheit, Abwechslung und Vielfalt. Auf diesem Weg erwartet Sie viel Positives, Sie werden Lebendigkeit auf körperlicher und seelischer Ebene erleben. Mir bleibt nur noch, Ihnen viel Erfolg und Wohlergehen zu wünschen.

Mirjam Hirano-Curtet

# DIE NEUE TRENNKOST

Dem Ernährungsratgeber «Abnehmen mit der schnellen Trennkost» liegt die Theorie der «Neuen Trennkost» zugrunde.

> **Die Neue Trennkost trennt strikte jegliches tierische Eiweiß – auch Eigelb, Vollfettkäse und Quark gehören dazu – von Kohlenhydraten.**

Die Neue Trennkost steht für eine ausgewogene, vollwertige, kohlenhydratbetonte Ernährung. Das heißt: weniger tierisches Eiweiß, weniger industriell gefertigte Nahrungsmittel, mehr Frischkost, mehr komplexe Kohlenhydrate (Vollkorn), mehr pflanzliches Eiweiß.

> **Faustregel: Die Mahlzeit besteht zu ³/₄ aus Gemüse/Frischkost und zu ¹/₄ aus Eiweiß oder Kohlenhydraten.**

Dank strikter Trennung von Kohlenhydraten und tierischem Eiweiß wird der Anteil an pflanzlichen Lebensmitteln erhöht, derjenige an tierischem Eiweiß und verstecktem tierischem Fett reduziert.

> **Mit viel Frischkost, und dies zu Beginn einer Mahlzeit (Mittag- und/oder Abendessen), wird eine gute Sättigung bereits vor dem eigentlichen Hauptgericht erreicht.**

Hauptziel der Neuen Trennkost ist einesteils die Gewichtsreduktion und Gewichtsstabilisierung, andernteils dient sie der Prävention zahlreicher ernährungsbedingter Krankheiten: Allergien, Asthma, Hautkrankheiten, Stoffwechselstörungen bis hin zu rheumatischen Beschwerden und geschwächtem Immunsystem.

> **Dank einer idealen Nahrungsmittelzusammensetzung mit einem großen Anteil an Frischkost, Gemüse, Obst, Kartoffeln sowie Getreide und wenig tierischem Eiweiß erhalten wir eine basenüberschüssige Ernährung (etwa 80% basische und 20% säurebildende Nahrungsmittel).**

Auch wenn wir zu einem späteren Zeitpunkt nicht mehr konsequent trennen, ist es empfehlenswert, zu Fleisch, Fisch, Geflügel, Eiern usw. in jedem Fall eine Beilage ohne tierisches Eiweiß zu wählen, d. h. Rezepten ohne Eigelb, Käse, Milch und Quark den Vorzug zu geben. So bekommen wir mit einer Mahlzeit automatisch weniger tierisches Eiweiß, und das ist wichtig.

# EIWEISS

## DIE TIERISCHEN UND PFLANZLICHEN EIWEISSQUELLEN

◆ **Für Normalesser:** Eier, Milch und Milchprodukte, Geflügel, Fleisch, Fisch, Hülsenfrüchte, Sojaprodukte, Vollkornprodukte, Seitan, Nüsse, Hefepulver

◆ **Lakto-Vegetarier:** Milch und Milchprodukte, Hülsenfrüchte, Sojaprodukte (Tofu), Vollkornprodukte, Seitan (Weizenprodukt), Nüsse, Hefepulver

◆ **Ovo-Lakto-Vegetarier:** Milch und Milchprodukte, Eier, Hülsenfrüchte, Soja-produkte (Tofu), Vollkornprodukte, Seitan (Weizenprodukt), Nüsse, Hefepulver

Wir alle wissen um den zu hohen Konsum von tierischem Eiweiß, der bei vielen Zivilisationskrankheiten und auch bei Übergewicht eine zentrale Rolle spielt. Fleisch enthält zu viel ungünstiges Fett. Das Schweinefleisch, eine der meist kon-sumierten Fleischsorten, enthält pro 100 g Fleisch rund 23 g verstecktes Fett. Die Neue Trennkost plädiert deshalb für einen maßvollen Verzehr.

Einem gesunden, vollwertig ernährten Menschen erwachsen keine gesundheitlichen Nachteile, wenn er ab und zu Fleisch verzehrt. Er darf dies um so beruhigter tun, wenn er es mit einer großen Portion Salat/Frischkost und/oder Gemüse kombiniert. Nebst Fleisch und Fisch sind selbstverständlich auch Eier und Milchprodukte (ohne Sahne/ Rahm und Butter) tierische Eiweißlieferanten. Sie belasten in zu großen Mengen den Organismus mit unerwünschten Inhaltsstoffen wie Cholesterin, Purin, Fett und Salz.

## EMPFOHLENE HÖCHSTMENGEN PRO WOCHE

| |
|---|
| 120–150 g Geflügel (ohne Knochen) * |
| 120–150 g Fleisch (ohne Knochen) * |
| 120–150 g Fisch oder Meeresfrüchte (Nettogewicht); max. 2 Mal wöchentlich * |
| 2 Freilandeier; max. 2 Mal wöchentlich |
| 2–3 l Vollmilch oder angesäuerte Milchprodukte (Jogurt, Kefir) |
| 60 g Käse oder Vollfettquark oder 120 g Halbfettquark oder 180 g Magerquark; max. 2 Mal wöchentlich |
| * Vegetarier: Gleiche Menge Tofu/Seitan/Hülsenfrüchte (gekocht) |

Unser Organismus ist auf die regelmäßige Zufuhr von Protein angewiesen. Eiweiß-stoffe sind Bestandteil der Zellen, Bausteine der Enzyme und etlicher Hormone. Wenn zwei oder mehr pflanzliche Eiweiße mit der gleichen Mahlzeit aufgenommen werden, ergänzen sich die Aminosäuren optimal und wir erhalten eine hochwertige Eiweißnahrung.

# DAS WICHTIGSTE IN KÜRZE

**Mahlzeit/Gericht mit Kohlenhydraten**

**Mahlzeit/Gericht mit tierischem Eiweiß**

**Mahlzeit/Gericht mit konzentriertem pflanzlichen Eiweiß**

◆ Die Rezepte sind für 1 Person berechnet.

◆ Innerhalb einer Mahlzeit dürfen nur Kohlenhydrate, in Kombination mit pflanzlichem Eiweiß oder neutralen Produkten, oder nur tierisches Eiweiß, in Kombination mit neutralen Produkten, gegessen werden.

◆ Empfehlenswert sind täglich zwei Mahlzeiten mit Kohlenhydraten und eine Mahlzeit mit tierischem Eiweiß. Wer bis jetzt viele raffinierte Kohlenhydrate (Süßigkeiten, zuckerreiche Limonaden, geschälter Reis, Nudeln/ Teigwaren und Brot aus Weißmehl) gegessen hat, sollte in der Umstellungsphase (ein paar Wochen oder Monate) 2 Mahlzeiten mit tierischem Eiweiß, wovon 1 Milchproduktefrühstück, und eine Mahlzeit mit Kohlenhydraten einplanen, bis der Kohlenhydrat-Stoffwechsel erstarkt ist.

◆ **Frühstück:** Vor dem Frühstück ein Glas lauwarmes Wasser trinken.

◆ **Zwischenmahlzeit vormittags und nachmittags:** Nichts außer Wasser, Früchte- und Kräutertee oder Getreidekaffee. Wer damit Mühe hat, kann eine beliebige Menge rohes Gemüse oder die Früchteportion (300 g) verzehren. Wichtig: Je langsamer man isst, desto besser wird die Nahrung eingespeichelt und desto weniger Hunger verspürt man zwischendurch.

◆ **Früchteportion:** 300 g Früchte/Beeren (Nettogewicht) täglich, Männer und Jugendliche 400 g. Die Früchte können auf 2 bis 3 Mahlzeiten verteilt werden. Wenn ein Rezept Früchte enthält, ist diese Menge bei der Tages-ration abzuziehen.

◆ **Gemüse, im Dampf gegart:** Unter Berücksichtigung der Saison darf zum Mittag- und/oder Abendessen Gemüse à discretion gegessen werden. In manchen Fällen ist das Gemüse Bestandteil des Hauptgerichts, da erübrigt sich eine zusätzliche Portion. Viel Zeit kann man sparen, wenn man das Ge-müse für 2 bis 3 Mahlzeiten kocht und zusätzlich entweder als Salat (mit 1 Portion Salatsauce) oder als Einlage in Suppen verwendet.

◆ **Frischkost:** Je größer die Frischkostmenge, desto schneller ist man die

Pfunde los. Die Menge sollte langsam gesteigert werden, damit sich der Stoffwechsel daran gewöhnen kann. In den Rezepten darf die Frischkostmenge (exklusive Früchte) selbstverständlich erhöht werden, grundsätzlich sollten es pro Mahlzeit (mittags und abends) mindestens 150 g sein.

◆ **Trinken:** Zwischen den Mahlzeiten viel Flüssigkeit trinken. Das unterstützt die Entschlackung.

◆ **Vorbereiten/Planen:** Bei Kartoffeln, Naturreis/Getreide usw. gleich 2 Mahlzeiten planen. Nach dem Motto: Einmal kochen, zweimal essen.

# RÜCKBLICK UND AUSBLICK

## 1. WOCHE

Die Mahlzeiten sind so aufgebaut, dass es möglich sein sollte, in der ersten Woche 2 bis 3 kg Gewicht zu verlieren, je nach körperlicher Konstitution. Der Ehrlichkeit halber sei aber erwähnt, dass in der Anfangsphase nicht nur Fett abgebaut, sondern auch Wasser ausgeschieden wird. Grundsätzlich gilt: Je mehr Gewicht man auf die Waage bringt, desto größer wird der Gewichtsverlust nach der ersten Woche bei strikter Einhaltung des Menüplans sein.

## 2. WOCHE – DAS IDEALGEWICHT IST ERREICHT

Freuen Sie sich! Da der Körper in der 1. Woche viel Wasser ausgeschieden hat, können Sie entscheiden, ob Sie sich in der 2. Woche nochmals strikte an den Ernährungsplan halten wollen. Wenn nicht, haben Sie die Möglichkeit, die Kohlenhydratmenge leicht zu erhöhen. Bisher waren pro Mahlzeit 40 g rohe Nudeln oder 40 g rohes Getreide (Reis, Hirrse usw.) oder 200 g Kartoffeln erlaubt. Sie dürfen jetzt pro Tag zusätzlich 1 Portion Früchte oder 30 g Brot oder 20 g rohes Getreide oder 100 g Kartoffeln einplanen. Die Salatsaucenmenge ist nicht mehr rationiert. Essen Sie weiterhin viel Frichtkost. Bleibt das Gewicht stabil, ist die Kohlenhydratmenge optimal, ansonsten wieder zum Ernährungsplan der 1. Woche zurückkehren. Achtung: Raffinierte Kohlenhydrate bleiben unser größter Feind, sie enthalten nur leere Kalorien. Leider gehört auch Alkohol dazu! Seien Sie Ihr eigener Detektiv, denn raffinierter Zucker und raffiniertes Mehl versteckt sich in vielen Lebensmitteln. P.S. Ein Stück Kuchen oder 1 Gläschen Wein ist selbstverständlich keine Todsünde.

## 2. WOCHE – DAS IDEALGWICHT IST NOCH NICHT ERREICHT

Sie sind mit der 1. Woche zufrieden, haber aber das Idealgewicht noch nicht erreicht. Ernähren Sie sich auch in der 2. Woche genau gleich wie in der 1. Woche. Die Rezepte innerhalb einer Gruppe (Sie wählen das Nudelrezept, auf das Sie Lust haben) dürfen selbstverständlich beliebig ausgetauscht werden. Erlaubt sind täglich 2 Eiweißmahlzeiten (davon 1 Milchproduktemahlzeit). Weiterhin viel Frischkost und Gemüse!

## 2. WOCHE – DIE 1. WOCHE WAR NICHT SO TOLL

Auch wenn Ihre Erwartungen in der 1. Woche nicht erfüllt wurden, ist dies noch lange kein Grund zu Resignation. Dass Sie das Ziel nicht erreicht haben, kann nicht allein mit Willensschwäche erklärt werden. «Fressen» Sie Ihre Probleme nicht in sich hinein, sprechen Sie darüber. Vielleicht wurden die guten Vorsätze durch Lustlosigkeit zunichte gemacht?! Lassen Sie sich nicht entmutigen! Seien Sie mit sich zufrieden, auch wenn Sie das gesteckte Ziel nicht erreicht haben. Verzichten Sie auf die zerstörerischen Selbstgespräche wie «Das schafffst du sowieso nie!». Sehen Sie sich in Ihrer inneren Vorstellung schlank und rank, fröhlich und glücklich. Seien Sie lieb und nett zu sich und lernen Sie trotz Überwindung nein zu sagen. Beginnen Sie die 2. Woche mit neuer Kraft und neuem Elan. Stellen Sie Ihren Wochenplan aufgrund der Übersicht auf Seite 16 zusammen.

## 3. WOCHE – DAS IDEALGEWICHT IST ERREICHT

Siehe 2. Woche – Das Idealgewicht ist erreicht

## 3. WOCHE – DAS IDEALGEWICHT IST NOCH NICHT ERREICHT

Aus gesundheitlicher Sicht darf das Wochenprogramm ohne Einschränkung wiederholt werden. Da aber bei konstant tiefer Nahrungsmittelzufuhr über länge-re Zeit der Organismus auf Sparflamme schaltet und Fettspeicherung signalisiert, muss im Interesse einer kontinuierlichen Gwichtsreduktion die Kalorienzahl ab der 3. Woche alterniert werden. Zusätzlich erlaubt sind 1 Portion Früchte, 30 g Brot oder 20 g rohes Getreide (Hirse/Reis/Nudeln) oder Hülsenfrüchte. Das Frühstück darf während der ganzen Woche altermiert werden oder aus Kohlenhydraten bestehen. Die übrigen Mengen bleiben unverändert. Tipp: Es ist empfehlenswert, eher die Früchte- anstatt der Kohlenhydratmenge zu erhöhen. Der Anteil Frisch-kost/Gemüse muss stets größer sein als der Anteil Früchte.

## 4. WOCHE - DAS IDEALGEWICHT IST NOCH NICHT ERREICHT

Siehe 3. Woche

## 5. UND 6. WOCHE - DAS IDEALGEWICHT IST NOCH NICHT ERREICHT

Siehe 2. Woche - Das Idealgewicht ist noch nicht erreicht

# DIE NAHRUNGSMITTEL-GRUPPEN

## KOMPLEXE KOHLENHYDRATE

### GETREIDE

ganze Körner wie Dinkel, Weizen, Roggen, Gerste, Hafer, Reis, Mais, Hirse, Buchweizen

alle Mehlarten aus Getreidekörnern (Mehl, Grieß, Schrot, Couscous, Pil-Pil)

### GETREIDEPRODUKTE

Vollkornnudeln/-teigwaren
Vollkornbrot
Vollkornknäckebrot
Vollkorncrackers
Vollkornzwieback
Vollkornkekse/-biskuits

### KARTOFFELLN UND KARTOFFELPRODUKTE

### KASTANIEN

### HÜLSENFRÜCHTE

Linsen
Kichererbsen
Bohnenkerne

### TROCKENOBST/TROCKEN-FRÜCHTE

### NATÜRLICHE SÜSSSTOFFE

Honig

## TIERISCHES EIWEISS

### FLEISCH

Geflügel/Hähnchen
Kaninchen
Kalb- und Rinderfleisch
Schweinefleisch
Lammfleisch
Wildfleisch
Getrocknetes Fleisch (Bündnerfleisch, Rohschinken, Speck usw.)
Fleischprodukte

### FISCH

ganze Fische
Fischfilets
Schalen- und Krustentiere
geräucherter Fisch (Lachs usw.)
Thon

### MILCH UND MILCHPRODUKTE

Milch
Sauermilch
Jogurt
Quark
Cottage Cheese/Hüttenkäse
alle Käsesorten

### FREILANDEIER

## PFLANZLICHES EIWEISS

### AUS DER SOJABOHNE
Sojamilch
Sojamilchjogurt
Tofu
Tempeh

### AUS WEIZEN
Seitan

## NEUTRALE PRODUKTE

### GEMÜSE/SALATE
alle Blattsalate
alles rohe Gemüse
alles gegarte Gemüse

### GEMÜSEFRÜCHTE
Tomate
Gemüsepaprika/Peperoni
Zucchino
Gurke

### FRÜCHTE
Kernobst/Steinobst
Zitrusfrucht
Beeren
Banane
Kiwi

### ÖLSAATEN
kaltgepresste Öle wie Sonnen-
blumenöl, Distelöl, Olivenöl usw.
Pflanzenfett
Reform-Margarine

### NÜSSE UND SAMEN

### TIERISCHES FETT
Butter
süße Sahne/Rahm/Halbrahm
saure Sahne/Sauerrahm
saurer Halbrahm
Crème double
Crème fraîche

# WOCHENPLAN

| | MONTAG | DIENSTAG | MITTWOCH | DONNERSTAG | FREITAG | SAMSTAG | SONNTAG |
|---|---|---|---|---|---|---|---|
| **Frühstück** | 1. und 2. Woche Eiweißmahlzeit, 79<br><br>ab 3. Woche Kohlenhydrat-mahlzeit, 22<br><br>oder<br><br>Eiweißmahlzeit, 79 | 1. und 2. Woche Eiweißmahlzeit, 79<br><br>ab 3. Woche Kohlenhydrat-mahlzeit, 22<br><br>oder<br><br>Eiweißmahlzeit, 79 | 1. und 2. Woche Eiweißmahlzeit, 79<br><br>ab 3. Woche Kohlenhydrat-mahlzeit, 22<br><br>oder<br><br>Eiweißmahlzeit, 79 | 1. und 2. Woche Eiweißmahlzeit, 79<br><br>ab 3. Woche Kohlenhydrat-mahlzeit, 22<br><br>oder<br><br>Eiweißmahlzeit, 79 | 1. und 2. Woche Eiweißmahlzeit, 79<br><br>ab 3. Woche Kohlenhydrat-mahlzeit, 22<br><br>oder<br><br>Eiweißmahlzeit, 79 | 1. und 2. Woche Eiweißmahlzeit, 79<br><br>ab 3. Woche Kohlenhydrat-mahlzeit, 22<br><br>oder<br><br>Eiweißmahlzeit, 79 | 1. und 2. Woche Eiweißmahlzeit, 79<br><br>ab 3. Woche Kohlenhydrat-mahlzeit, 22<br><br>oder<br><br>Eiweißmahlzeit, 79 |
| **Mittagessen** | Geflügelmahlzeit, 105 | Käsemahlzeit, 80 | Fischmahlzeit, 109 | Tofumahlzeit, 72<br><br>oder<br><br>Käsemahlzeit, 80 | Fischmahlzeit, 109 | Eiermahlzeit, 93 | Fleischmahlzeit, 98 |
| **Abendessen** | Nudelmahlzeit, 24 | Brotmahlzeit, 52 | Kartoffelmahlzeit, 42 | Getreidemahlzeit, 32 | Kartoffelmahlzeit, 42<br><br>oder<br><br>Brotmahlzeit, 52<br><br>oder<br><br>Getreidemahlzeit, 32 | Tofumahlzeit, 72 | Fruchtmahlzeit, 64 |
| **Zusätzlich** | 1 Früchteportion, 11<br>abzüglich Früchte vom Frühstück | 1 Früchteportion, 11<br>abzüglich Früchte vom Frühstück | 1 Früchteportion, 11<br>abzüglich Früchte vom Frühstück | 1 Früchteportion, 11<br>abzüglich Früchte vom Frühstück | 1 Früchteportion, 11<br>abzüglich Früchte vom Frühstück | 1 Früchteportion, 11<br>abzüglich Früchte vom Frühstück | |

**Frühstück:** Wenn das Idealgewicht nach 1 Woche bereits erreicht ist, darf gemäß 3. Woche alterniert werden. Auch besteht ab 3. Woche die Möglichkeit, anstelle von Kohlenhydraten/Eiweiß eine zusätzliche Früchteportion zu nehmen.

**Vegetarier:** Fleisch und Fisch durch gleiche Menge Tofu oder Seitan oder Hülsenfrüchte (gekochte) ersetzen. **Frischkost/Gemüse:** Grundsätzlich entscheidet der eigene Hunger, wieviel Frischkost/Gemüse (exklusive Früchte)

man zu den einzelnen Mahlzeiten nimmt. Es müssen aber mindestens 150 g sein. Zubereitung: Seite 122. **Wochenplan:** Die Tage dürfen untereinander ausgetauscht werden, also aus Mittwoch wird Freitag oder aus Montag wird Donnerstag.

# DAS ABC EINER GESUNDEN ERNÄHRUNG

**Abnehmen:** Setzen Sie sich beim Abnehmen nicht unter Zeitdruck. Ihre Gesundheit hat Priorität. Die Neue Trennkost schenkt Ihnen Vitalität und wird Sie anspornen, aktiv zu werden. Auch das ist wichtig, wenn man das Idealgewicht erreichen will.

**Allergie:** Überreaktion des Organismus auf bestimmte Stoffe. Typische Allergieauslöser sind z. B. Kuhmilch, Hühnereiweiß, Getreideeiweiß (Gluten), bestimmte Früchte (z. B. Erdbeeren). Die beste Behandlung besteht im Verzicht auf die entsprechenden Lebensmittel. Der Spezialarzt kann eine Unverträglichkeit austesten.

**Arzt:** Wenn Sie sich krank fühlen, sollten Sie vor der Ernährungsumstellung einen Arzt aufsuchen. Auch wenn während der Umstellung Beschwerden auftreten, sprechen Sie mit Ihrem Arzt. Er ist für Sie da!

**Auswärts essen:** Mahlzeiten, die sich für die Verpflegung am Arbeitsplatz eignen, enthalten einen entsprechenden Hinweis. Zu berücksichtigen gilt, dass für warme Mahlzeiten ein Rechaud/eine Kochgelegenheit Voraussetzung ist. Es genügt ein einziger Kochtopf, um das Menü essbereit zu machen.

Bei Verpflegung im Restaurant ist eine Mahlzeit mit tierischem Eiweiß (Ei, Fleisch, Käse usw.) am einfachsten. Man kann einen fettarmen Fisch oder ein Stück Fleisch, 1 bis 2 Eier oder Käse mit  Frischkost und gedämpftem Gemüse kombinieren.

**Ei (tierisches Eiweiß):** Hochwertiges Eiweiß. Reich an Fett, Cholesterin, allen essentiellen Aminosäuren, Lecithin, Vitamin A, $B_1$, $B_2$, D und E, Eisen, Phosphor.

**Familie:** Kochen Sie für die ganze Familie das gleiche Menü, erhöhen Sie jedoch für die Familienmitglieder die Kohlenhydratmenge. Selbstverständlich ist es bei Kindern erlaubt, die Mahlzeit mit tierischem Eiweiß durch Kohlenhydrate (Reis, Nudeln, Brot, Kartoffeln usw.) und Früchte zu ergänzen.

**Fett (neutrales Produkt):** Fett ist Energielieferant und Träger der fettlöslichen Vitamine. Diese helfen dem Körper, Eiweiß und Kohlenhydrate optimal zu verwerten. Es gibt pflanzliche Fette, z. B. Öl, Avocados, Margarine; auch Nüsse und Samen enthalten reichlich pflanzliches Fett. Fleisch, Fisch, Ei, Sahne/Rahm, Butter usw. enthalten tierisches Fett. Da wir uns allgemein zu fettreich ernähren (viele Nahrungsmittel enthalten verstecktes Fett), kann der Fettanteil reduziert werden, ohne dass uns gesundheitliche Nachteile erwachsen. Die rezeptierte Fettmenge darf unter keinen Umständen eingeschränkt werden. 1 EL kalt gepresstes Öl gehört zur täglichen Ernährung..

**Fisch (tierisches Eiweiß):** Je nach Fischsorte 13 bis 20% hochwertiges Eiweiß. Leicht verdaulich. Das Fischöl enthält wertvolle mehrfach ungesättigte Fettsäuren. Reich an Vitaminen, auch $B_{12}$ und D, Kalium, Kalzium, Phosphor, Fluor und Eisen. Magere Sorten bevorzugen. Der Fisch ist ein guter Jodlieferant. Gute Ergänzung zu pflanzlicher Kost.

**Fitness:** Eine gesunde Ernährung, eine positive Lebenseinstellung und eine angemessene körperliche Betätigung sind Faktoren, die uns bis ins hohe Alter fit halten. Dieses Ziel sollte jedermann anstreben. Wenn noch Freude, Liebe, Spaß und Entspannung dazukommen, ist auch für die geistige Fitness gesorgt.

**Fleisch (tierisches Eiweiß):** Hochwertiges Eiweiß. Enthält zudem Fett und Cholesterin, Vitamin A, Vitamine der B-Gruppe und Eisen, das der Körper besonders gut verwerten kann.

**Frischkost (neutrales Produkt):** Die Frischkost ist ein wichtiger Lieferant von Vitalstoffen und Faserstoffen. Sie darf ohne Einschränkung gegessen werden, selbstverständlich unter Berücksichtigung der individuellen Verträglichkeit. Frischkost kann Blattsalat (Endivie, Kopfsalat, Rucola, Zichorie, Spinat usw.) und rohes Gemüse (Möhren/Karotten, Knollensellerie, Rote Beten/Randen, Fenchel, Kohlrabi usw.) sein. Produkten aus biologischem Anbau und Freilandkulturen den Vorzug geben.

Die Frischkost darf bunt und abwechslungsreich sein. In Form eines Salattellers sollte man sie stets zu Beginn einer Mahlzeit essen. Sie regt den Appetit an, sorgt aber gleichzeitig bereits für eine gewisse Sättigung (sehr wichtig, wenn man eine Gewichtsreduktion anstrebt). Die gute Kauarbeit – dies ist bei Frischkost sehr wichtig – regt die Verdauungssäfte an.

Die Frischkost immer kurz vor dem Essen zubereiten. Nach Möglichkeit erst nach dem Waschen zerkleinern, so bleibt der Verlust an wasserlöslichen Vitalstoffen gering.

**Geflügel (tierisches Eiweiß):** siehe Fleisch

**Gemüse, gegart (neutrales Produkt):** Darf nach Lust und Laune gegessen werden. Bei den Zutaten sollte man die rezeptierten Mengen beachten. Das Gemüse wird mehrheitlich im Dampf gegart, es kann aber auch in wenig Gemüsebrühe gedünstet werden. Beide Kochmethoden sind kalorienarm, zudem schonen sie die Inhaltsstoffe.

**Getränke:** Täglich mindestens 1 bis 2 Liter stilles oder kohlensäurearmes Mineralwasser trinken. Auch schwacher Frucht- und Kräutertee (ohne Süßmittel) kann empfohlen werden. Der Körper braucht zum Entschlacken Flüssigkeit. Es ist aber wenig sinnvoll, sich ohne Durstgefühl ständig zum Trinken zu zwingen. Bei einer Ernährung mit viel pflanzlichen Nahrungsmitteln wird ein Teil des Flüssigkeitsbedarfs durch die Frischkost gedeckt. – Vor dem Frühstück ein großes Glas lauwarmes Wasser trinken. Das unterstützt die Entschlackung.

**Getreide (Kohlenhydrate):** Wir verwenden nach Möglichkeit das volle Korn, sei es für Pfannkuchen, zum Backen von Brot, Keksen usw. Auch bei gekauften Produkten ist auf Vollwertigkeit zu achten. Die Vitalstoffe sind vor allem im Keim und in den Randschichten enthalten.

Das volle Korn enthält den Botenstoff Serotonin, er wird im Körper aus der Aminosäure Trytophan gebildet. Dieser Stoff hilft uns entspannen, ruhig zu werden und ruhig zu schlafen. Der Organismus braucht ausreichend komplexe Kohlenhydrate, auch Kartoffeln und Hülsenfrüchte zählen dazu, damit er diesen Stoff bilden kann. Es ist deshalb von Vorteil, Kohlenhydrate am Abend zu essen. Sie haben noch einen weiteren Vorteil: Kohlenhydrate sättigen länger und verhindern nächtliche Hungerattacken.

**Gewichtsreduktion:** Je langsamer man abnimmt, desto weniger wird der Stoffwechsel strapaziert. Was viele nicht wissen: Zu Beginn verliert der Körper Flüssigkeit. Erst nach 3 bis 5 Tagen werden die Fettdepots «angezapft». Es kommt in der ersten Woche je nach Übergewicht zu einem Gewichtsverlust von 2 bis 3 kg, dieser besteht nicht ausschließlich in Fett, sondern auch in Wasser.

**Hülsenfrüchte und Tofu:** Die biologische Wertigkeit kann erhöht werden, wenn man sowohl Hülsenfrüchte wie Tofu mit komplexen Kohlenhydraten wie Getreide und Kartoffeln kombiniert. Auf die individuelle Verträglichkeit ist Rücksicht zu nehmen. Ideal ist eine kleine Portion Hülsenfrüchte täglich als Ergänzung zu komplexen Kohlenhydraten.

**Idealgewicht:** Das Idealgewicht ist keine absolute Zahl, zu berücksichtigen sind auch Knochenbau, Muskelanteil, Größe und Alter. Wichtiger als die Kilos ist das Wohlbefinden, man soll sich fit, aktiv, beweglich und leistungsfähig fühlen.

Dass Körpergewicht und Alter einen Zusammenhang haben, geht auch aus nachfolgenden Zahlen hervor: Im Gewebe einer normalgewichtigen, gesunden Frau sind in jungen Jahren 28,7% Fett eingelagert, im mittleren Alter erhöht sich dieser Anteil auf 38%. Eine leichte Gewichtszunahme ist mit zunehmendem Alter bei Frauen wie bei Männern absolut normal.

**Kaffee:** In großen Mengen (3 bis 4 Tassen täglich) verunmöglicht der Kaffee die Verwertung von Zink, Kalzium und Eisen. Koffein wird in Form von Schlacken im Gewebe eingelagert.

**Kartoffeln (Kohlenhydrate):** Basisches Nahrungsmittel. Ideal zum Entschlacken.

**Milch und Milchprodukte (tierisches Eiweiß):** Zu den Milchprodukten zählen Jogurt, Sauermilch, Quark, Frischkäse, Käse. Sie sind reich an tierischem Eiweiß, Kalzium und Vitamin $B_2$ und $B_{12}$. Kalzium ist unentbehrlich für den Knochenbau und die Zähne. Das Milchfett enthält wichtige Fettsäuren, deshalb nach Möglichkeit Vollmilchprodukte verwenden.

**Rauchen:** Wer mit dem Rauchen aufhört, nimmt unter Umständen im ersten Monat 2 bis 4 kg an Körpergewicht zu. Einerseits muß sich der Stoffwechsel auf den Nikotinentzug einstellen, anderseits besteht am Anfang die Gefahr, dass man mit dem neuen Essgefühl – die Nahrung schmeckt nun wieder – über den Hunger isst. Die Versuchung ist groß, den Glimmstengel mit Süßigkeiten zu kompensieren. Das nikotinfreie Leben ist es in jedem Fall wert, in der Übergangsphase ein paar Kilos zu viel auf die Waage zu bringen.

**Schnellkochtopf:** Auch in der Expressküche braucht man auf Nahrungsmittel mit einer relativ langen Garzeit (z. B. Hülsenfrüchte) nicht zu verzichten. Hier bietet sich der Schnellkochtopf an, mit dem die Garzeit um $1/3$ bis $1/2$ verkürzt werden kann, je nach Qualität des Kochgutes, Reifegrad und Schnittart. Der Schnellkochtopf hat zudem die gleichen Vorteile wie das Kochen im Dampf/über Dampf: Das Kochgut wird nicht durch heißes Wasser und lange Garzeiten ausgelaugt. Die Mineralstoffe gehen nicht verloren. Auch der Verlust an Vitaminen ist wesentlich geringer als bei konventionellen Kochverfahren. Das gilt vor allem für das wärmeempfindliche Vitamin C. Siehe auch Grundrezepte, Seiten 119 ff.

**Übergewicht:** Von Übergewicht sprechen wir, wenn das Sollgewicht 20 bis 30 kg überschritten wird. Als grobe Regel für das Normalgewicht gilt: Körpergröße in Zentimetern abzüglich 100. Das Idealgewicht liegt 10% unter dem Normalgewicht. Das Körpergewicht ist nicht nur eine Frage der Ästhetik, sondern auch der Gesundheit. Bei Übergewicht werden Herz, Kreislauf und Organe übermäßig belastet. Auch der Bewegungsapparat wird strapaziert, insbesondere die Hüft- und Kniegelenke. Übergewicht begünstigt zudem eine Reihe von Stoffwechselkrankheiten, z. B. Diabetes mellitus.

Psychische Störungen sowie Liebeskummer, Ärger und Frustration beeinflussen unser Essverhalten und können zu Kummerspeck führen. Je unbewusster wir unsere Nahrung verschlingen, desto weniger achten wir darauf, was und wieviel wir essen. Eine vielseitige, ausgewogene Ernährung fördert die Gesundheit und macht schlank.

Neben der Umstellung des Essverhaltens, die wichtiger ist als das Kalorienzählen, ist viel Bewegung angesagt. Wer sich viel bewegt, verbraucht Energie. Die Energie wird den komplexen Kohlenhydraten entnommen. Der Vitamin- und Mineralstoffbedarf wird vor allem durch Frischkost, Gemüse und Obst gedeckt. Man kann nie zu viel Frischkost und Gemüse verzehren. Wer durch die Nahrung mit allen lebensnotwendigen Vitalstoffen versorgt wird, hat gute Voraussetzungen für eine Gewichtsreduktion.

**Verdauungsprobleme:** Eine Ernährung nach den Regeln der Neuen Trennkost macht Abführmittel überflüssig. Bei Verdauungsproblemen während der Umstellung hilft ein Teelöffel kaltgepresstes Leinsamenöl morgens auf nüchternen Magen. Wer es nicht schafft, das Öl auf nüchternen Magen zu nehmen, rührt es unter die Salatsauce. Anschließend ein Glas Wasser mit einem Teelöffel Guarkernmehlgranulat (Reformhaus) trinken. Zwischen den Mahlzeiten genügend Wasser trinken.

# REZEPTE

# KOHLENHYDRAT-FRÜHSTÜCK

**Zusätzlich erlaubt**

1 Tasse Bohnen- oder Getreidekaffee oder Tee
mit 1 EL süßer Sahne/Rahm (auf Wunsch)

## MÜSLI AUS WEIZENKEIMLINGEN

60 g Weizenkeimlinge (entspricht 20 g Weizenkörnern), 150 g ganze oder klein geschnittene Saisonfrüchte, einige Tropfen Zitronensaft, 2 EL süße Sahne/Rahm und 1 TL geriebene Nüsse miteinander vermengen.

| Kohlenhydrate | Frühstück |
|---|---|

## SCHROTMÜSLI

20 g Dinkel- oder Weizenkörner oder eine Getreidemischung mittelfein schroten (in der Kaffee- oder Getreidemühle oder im Reformhaus schroten lassen), mit 2-4 EL Wasser verrühren. Über Nacht zugedeckt stehen lassen. 150 g ganze oder klein geschnittene Saisonfrüchte, wenig Zitronensaft, 2 EL süße Sahne/Rahm und 1 TL geriebene Nüsse unterrühren.

| Kohlenhydrate | Frühstück |
|---|---|

## MÜSLI AUS GETREIDEFLOCKEN

20 g Haferflocken oder gequetschte Flocken mit 2–4 EL Wasser verrühren, 5 Minuten quellen lassen. 150 g Saisonfrüchte, einige Tropfen Zitronensaft, 2 EL süße Sahne/Rahm und 1 TL geriebene Nüsse unterrühren.

| Kohlenhydrate | Frühstück | **Abbildung** |
|---|---|---|

## BROTFRÜHSTÜCK

60 g Vollkornbrot, 1 TL Butter oder Nussmus, 1 TL Honig

| Kohlenhydrate | Frühstück |
|---|---|

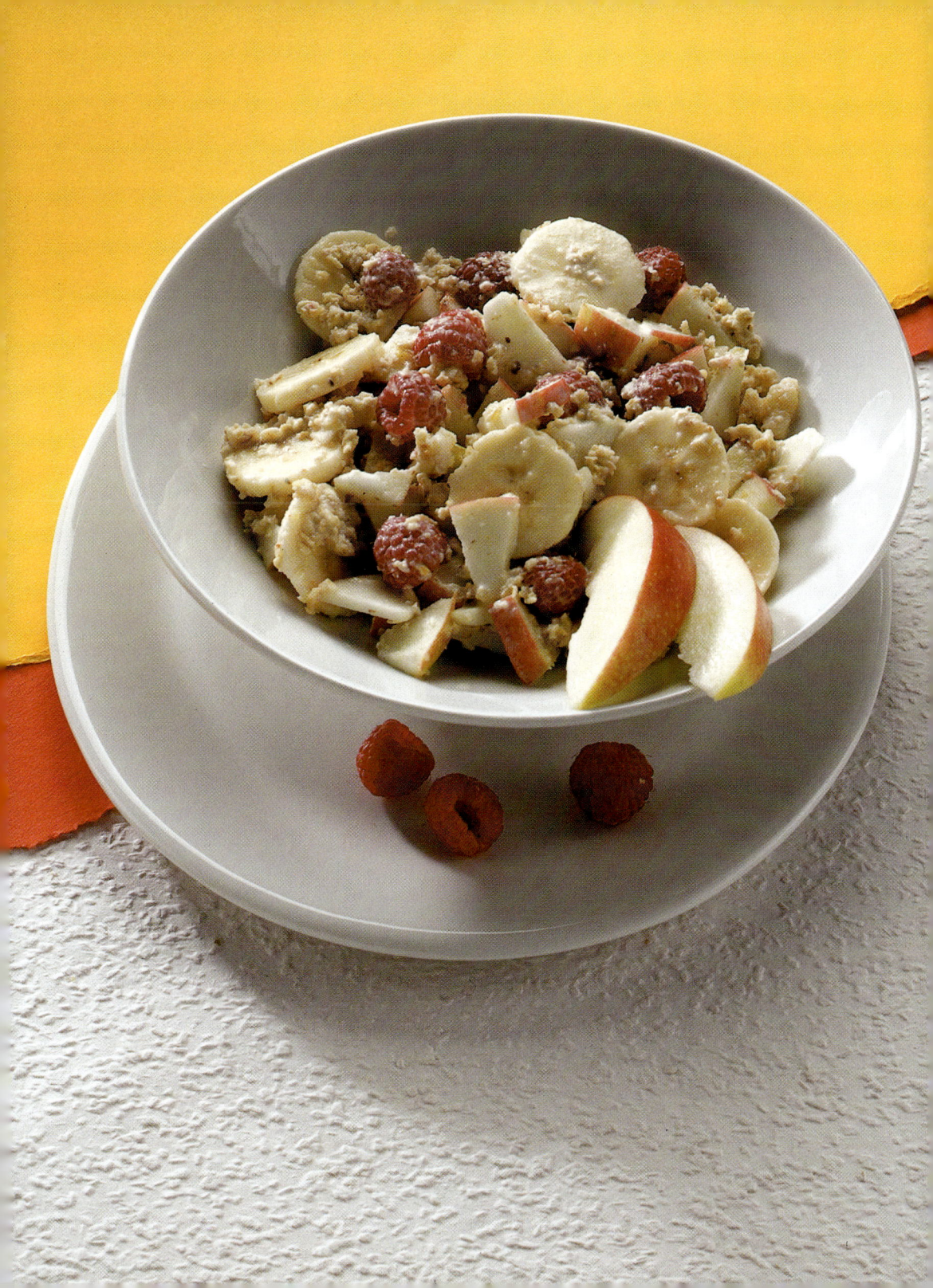

# NUDELMAHLZEITEN

**Höchstmenge pro Mahlzeit**

60 g Vollkorn- oder Soja-Vollkornnudeln ohne Eier
(entspricht 180 g gegarten Nudeln) oder

40 g Vollkorn- oder Soja-Vollkornnudeln ohne Eier
(entspricht 120 g gegarten Nudeln) und 90 g gekochte Hülsenfrüchte
oder 20 g Nüsse/Samen

## NUDELN MIT GEMÜSESTREIFEN UND SESAMSAMEN

1 Hand voll feinste Gemüsestreifen, z. B. Möhren/Karotten, Lauch, Kohlrabi,
Knollensellerie usw., und Röschen von Blumenkohl/Brokkoli sowie 1 Sträuß-
chen fein gehackte Petersilie in 1 TL Olivenöl extra nativ dünsten, 1 EL
Wasser angießen, 120 g gegarte Nudeln dazugeben, vermengen, mit Meer-
salz und schwarzem Pfeffer abschmecken. 20 g geröstete Sesamsamen
darüber streuen. **Auswärts essen:** Kann am Arbeitsplatz aufgewärmt werden.
Zum Mitnehmen sind Spaghetti oder kurze Nudeln geeigneter (aufwärmen).
**Menü:** Zusätzlich Frischkost mit 1 Portion Salatsauce (Seite 122).

| Kohlenhydrate | Mittagessen/Abendessen | **Abbildung** |
|---|---|---|

## NUDELN MIT CHAMPIGNONS

1 kleine Schalotte, 1 Knoblauchzehe und 1 Sträußchen Petersilie fein hacken.
1 TL Olivenöl extra nativ erhitzen, das Feingehackte darin dünsten, 150 g
geputzte und in Scheiben geschnittene Champignons mitdünsten, 180 g
gegarte Nudeln dazugeben, vermengen. Würzen mit Meersalz und Pfeffer,
verfeinern mit 1 EL süßer Sahne/Rahm. **Auswärts essen:** Kann am Arbeitsplatz aufgewärmt werden. Zum Mitnehmen sind Spaghetti oder kurze Nudeln
geeigneter (aufwärmen). **Menü:** Zusätzlich Frischkost mit 1 Portion Salatsauce
und gedämpftes Gemüse nach Belieben (Seite 122).

| Kohlenhydrate | Mittagessen/Abendessen |
|---|---|

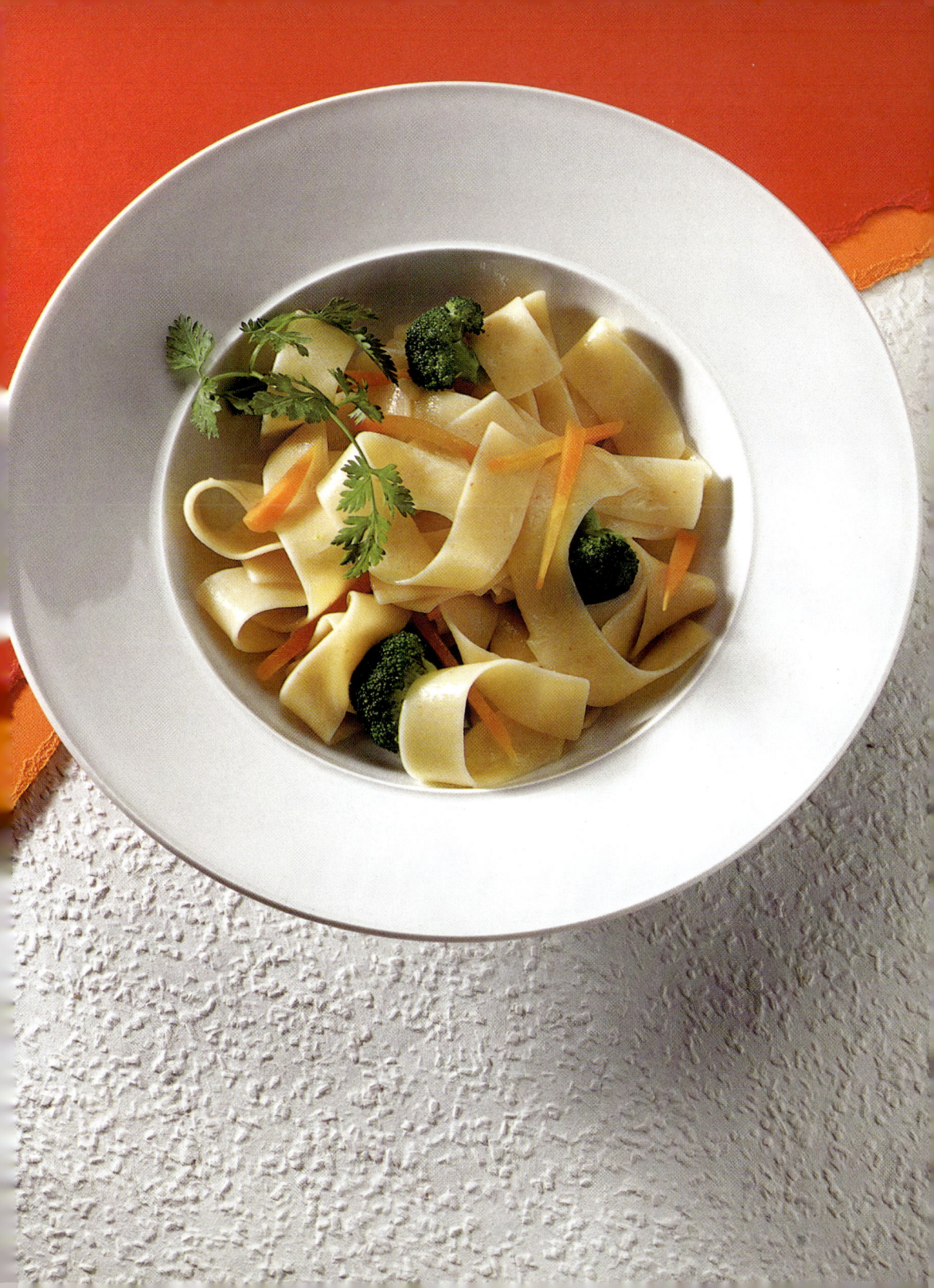

## SPAGHETTI MIT PFEFFERSCHOTEN

1 kleine rote Pfefferschote/Peperoncino längs halbieren und entkernen, in feine Streifen schneiden. 180 g gegarte Spaghetti und 2 EL süße Sahne/Rahm erwärmen, 1 durchgepresste Knoblauchzehe und die Pfefferschoten unter-mischen, mit Meersalz und schwarzem Pfeffer abschmecken. **Auswärts essen:** kann am Arbeitsplatz aufgewärmt werden. **Menü:** Zusätzlich Frisch-kost mit 1 Portion Sauce und gedämpftes Gemüse nach Belieben (Seite 122).

Kohlenhydrate        Mittagessen/Abendessen

## NUDELN MIT ZUCCHINI UND SESAMSAMEN

1 Zucchino in Scheiben schneiden, 1 Knoblauchzehe durchpressen, beides in 1 TL Olivenöl extra nativ dünsten, würzen mit Meersalz und schwarzem Pfeffer. 120 g gegarte Nudeln dazugeben, vermengen. Mit fein gehackter Petersilie und 20 g gerösteten Sesamsamen bestreuen. **Auswärts essen:** Kann am Arbeitsplatz aufgewärmt werden. Zum Mitnehmen sind Spaghet-ti oder kurze Nudeln idealer (aufwärmen). **Menü:** Zusätzlich Frischkost mit 1 Portion Salatsauce (Seite 122).

Kohlenhydrate        Mitagessen/Abendessen

## NUDELN MIT ERBSEN UND KAROTTEN

Einige feine Zwiebelscheiben und 200-300 g tiefgekühltes Erbsen-Karotten-Gemüse mit wenig Gemüsebrühe knackig dünsten, 2 EL süße Sahne/Rahm und 120 g gegarte Nudeln dazugeben. Würzen mit Meersalz, Pfeffer und gehackter Petersilie. 20 g geröstete Pinienkerne darüber streuen. **Auswärts essen:** Kann am Arbeitsplatz aufgewärmt werden. **Menü:** Zusätzliche Frisch-kost mit 1 Portion Salatsauce (Seite 122).

Kohlenhydrate        Mittagessen/Abendessen

## SPAGHETTI AN TOMATENSAUCE

400 g Pelati (1 kleine Dose) grob hacken, auf mittlerem Feuer 5 Minuten garen. 1 gehäuften EL Crème fraîche und gezupfte Oreganoblättchen unter-rühren, mit Meersalz und Pfeffer würzen. **Variante:** Nach Belieben wenig fein geschnittene rote Pfefferschote/Peperoncino mitkochen. Die Sauce mit 180 g gegarten Spaghetti vermengen. **Auswärts essen:** Kann am Arbeitsplatz aufge-wärmt werden. **Menü:** Zusätzlich Frischkost mit 1 Portion Sauce (Seite 122).

Kohlenhydrate        Mittagessen/Abendessen

## NUDELN MIT HASELNÜSSEN

20 g gehackte Haselnüsse in 1 TL Walnuss-/Baumnussöl unter Rühren rösten. 120 g gegarte Nudeln mit den Haselnüssen vermengen. Mit Meersalz und schwarzem Pfeffer abschmecken. **Variante:** Die Haselnüsse durch Walnüsse/Baumnüsse ersetzen, zusätzlich wenig frischen Thymian unterrühren. **Auswärts essen**: Kann am Arbeitsplatz aufgewärmt werden. Zum Mitnehmen sind Spaghetti geeigneter (aufwärmen). **Menü:** Zusätzlich Frischkost mit 1 Portion Sauce und gedämpftes Gemüse nach Belieben (Seite 122).

Kohlenhydrate         Mittagessen/Abendessen

## NUDELN MIT TOMATENPÜREESAUCE

1 TL Butter, $^1/_2$ EL Tomatenpüree-/konzentrat, 3 EL Wasser und 1 EL süße Sahne/Rahm unter Rühren aufkochen. 180 g gegarte Nudeln zur Sauce geben, vermengen. Mit Meersalz, schwarzem Pfeffer und Oregano abschmecken. **Auswärts essen:** Kann am Arbeitsplatz aufgewärmt werden. Zum Mitnehmen sind Spaghetti geeigneter (aufwärmen). **Menü:** Zusätzlich Frischkost mit 1 Portion Salatsauce und gedämpftes Gemüse nach Belieben (Seite 122).

Kohlenhydrate         Mittagessen/Abendessen

## SPAGHETTI AN PAPRIKASAUCE

1 TL Butter, 2 EL süße Sahne/Rahm sowie 1 KL Hefeflocken unter Rühren erwärmen, würzen mit Meersalz, schwarzem Pfeffer und scharfem Paprikapulver. Mit 180 g gegarten Spaghetti vermengen. Mit roten Gemüsepaprika-/Peperoniwürfelchen bestreuen. **Auswärts essen:** Kann am Arbeitsplatz aufgewärmt werden. **Menü:** Zusätzlich Frischkost mit 1 Portion Salatsauce (Seite 122).

Kohlenhydrate         Mittagessen/Abendessen

## BASILIKUM-SPAGHETTI

180 g gegarte Spaghetti, 1 TL Butter und 1 EL süße Sahne/Rahm erhitzen, mit grobem Meersalz und schwarzem Pfeffer abschmecken. Mit fein geschnittenem Basilikum garnieren. **Auswärts essen:** Kann am Arbeitsplatz aufgewärmt werden. **Menü:** Zusätzlich Frischkost mit 1 Portion Salatsauce und gedämpftes Gemüse nach Belieben (Seite 122).

Kohlenhydrate         Mittagessen/Abendessen

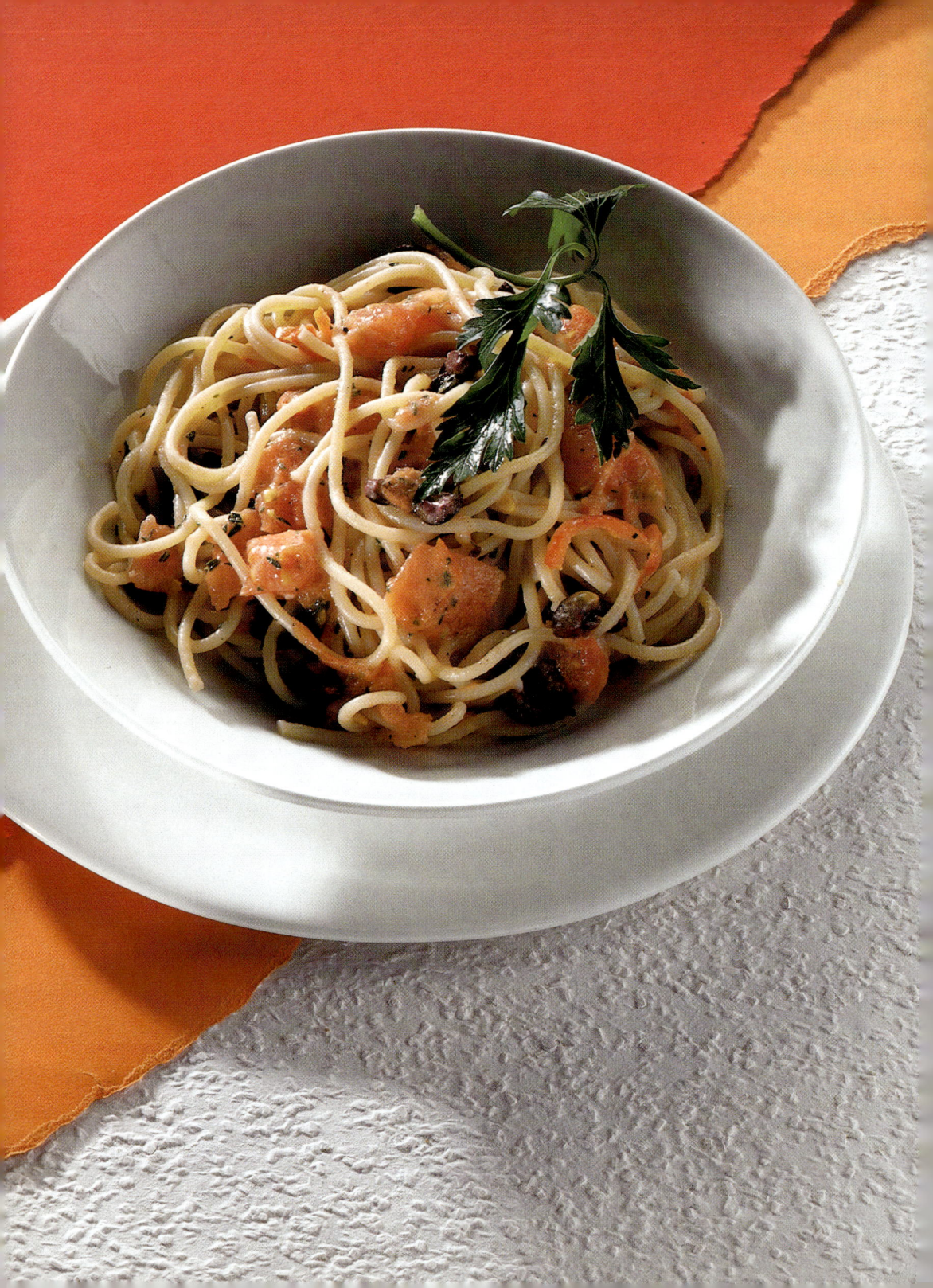

## SPAGHETTI AL PESTO

2 EL fein gehacktes Basilikum oder fein gehackten Bärlauch, 1 durchgepresste Knoblauchzehe, 20 g Pinienkerne und 1 TL Olivenöl extra nativ mit einer Gabel zu einer Paste zerstossen. Mit Meersalz und schwarzem Pfeffer würzen. 120 g gegarte Spaghetti, Pesto und 2 EL Spaghetti-Kochwasser oder heißes Wasser vermengen. **Auswärts essen:** Kann am Arbeitsplatz aufgewärmt werden. Den Pesto separat mitnehmen. **Menü:** Zusätzlich Frischkost mit 1 Portion Salatsauce (Seite 122).

| Kohlenhydrate | Mittagessen/Abendessen | |

## SPAGHETTI MIT TOMATEN, PFEFFERSCHOTEN UND OLIVEN

2 reife Tomaten kurz in kochendes Wasser tauchen, schälen, den Stielansatz entfernen, in Würfel oder Scheiben schneiden. 1 rote Pfefferschote/Peperoncino längs halbieren, entkernen und in Streifen schneiden. 2 TL Olivenöl extra nativ erhitzen, Tomaten und Pfefferschoten darin dünsten, mit Meersalz, schwarzem Pfeffer und Oregano würzen. 2 entsteinte schwarze Oliven in Ringe schneiden, zur Sauce geben, mit 180 g gegarten Spaghetti vermengen. **Auswärts essen:** Kann am Arbeitsplatz aufgewärmt werden. **Menü:** Zusätzlich Frischkost mit 1 Portion Salatsauce (Seite 122).

| Kohlenhydrate | Mittagessen/Abendessen | **Abbildung** |

## NUDELSALAT

120 g gegarte kurze Nudeln und 90 g gegarte Borlottibohnen oder andere Auskernbohnen (Seite 121) mit 1 Portion Salatsauce (Seite 122) vermengen. Gemischtes Gemüse, z. B. Gemüsepaprika/Peperoni, Gurken, Möhren/Karotten, Tomaten, Radieschen usw. klein würfeln und untermischen. **Auswärts essen:** Ideal für die Verpflegung am Arbeitsplatz.

| Kohlenhydrate | Mittagessen/Abendessen | |

## NUDELN MIT GOMASIO

180 g gegarte Nudeln, 1 TL Butter und 1 EL Crème fraîche sowie 1 KL Gomasio erwärmen. Mit reichlich schwarzem Pfeffer abschmecken. **Auswärts essen:** Kann am Arbeitsplatz aufgewärmt werden. **Menü:** Zusätzlich Frischkost mit 1 Portion Salatsauce und gedämpftes Gemüse nach Belieben (Seite 122).

| Kohlenhydrate | Mittagessen/Abendessen | |

## SAFRANNUDELN MIT KRÄUTERN

1 TL Olivenöl extra nativ erhitzen, 1 Hand voll fein gehackte Gartenkräuter (Petersilie, Basilikum, Thymian, Oregano) darin dünsten. 1 EL süße Sahne/Rahm und 180 g gegarte Safrannudeln mit den Kräutern vermengen, mit Meersalz und Pfeffer abschmecken. **Tipp:** Wenn keine Safrannudeln erhältlich sind, kann man dem Kochwasser 1 Briefchen Safranpulver beifügen. **Variante:** Im Frühling können die Gartenkräuter durch Wildkräuter wie Bärlauch, Ackerminze, Bärenklau, Brunnenkresse usw. ersetzt werden. **Auswärts essen:** Kann am Arbeitsplatz aufgewärmt werden. Zum Mitnehmen sind Spaghetti oder kurze Nudeln geeigneter (aufwärmen). **Menü:** Zusätzlich Frischkost mit 1 Portion Salatsauce und gedämpftes Gemüse nach Belieben (Seite 122).

| Kohlenhydrate | Mittagessen/Abendessen | **Abbildung** |

## NUDELN MIT KICHERERBSEN

1 TL Olivenöl extra nativ erhitzen, 2 durchgepresste Knoblauchzehen und 1 Sträußchen fein gehackte Petersilie dünsten. 120 g gegarte Nudeln und 90 g gegarte Kichererbsen (Seite 121) dazugeben, gut vermengen. Mit Meersalz und schwarzem Pfeffer abschmecken. **Variante:** Die Kichererbsen können auch unter die Frischkost/den Salat gemischt werden. Die Kichererbsen durch rote oder weiße Bohnen ersetzen. **Auswärts essen:** Kann am Arbeitsplatz aufgewärmt werden. Zum Mitnehmen sind Spaghetti oder kurze Nudeln geeigneter (aufwärmen). **Menü:** Zusätzlich Frischkost mit 1 Portion Salatsauce und gedämpftes Gemüse nach Belieben (Seite 122).

| Kohlenhydrate | Mittagessen/Abendessen |

## MINESTRONE

300 g Saisongemüse putzen und in mundgerechte Stücke schneiden. Zerkleinertes Gemüse, $\frac{1}{2}$ l Wasser, 1 Gemüsebrühewürfel und 1 Lorbeerblatt in den Schnellkochtopf geben, 5 bis 8 Minuten garen (20 bis 25 Minuten in einem konventionellen Kochtopf). Den Topf öffnen, 120 g gegarte kurze Nudeln und 90 g gegarte Hülsenfrüchte (Seite 121) dazugeben, abschmecken mit je 1 TL Olivenöl extra nativ und Hefeflocken sowie Kräutermeersalz. **Tipp:** Die Minestrone für 2 Mahlzeiten zubereiten, sie kann im Kühlschrank problemlos einige Tage aufbewahrt werden. **Auswärts essen:** Kann am Arbeitsplatz aufgewärmt werden. **Menü:** Zusätzlich Frischkost mit 1 Portion Salatsauce (Seite 122).

| Kohlenhydrate | Mittagessen/Abendessen |

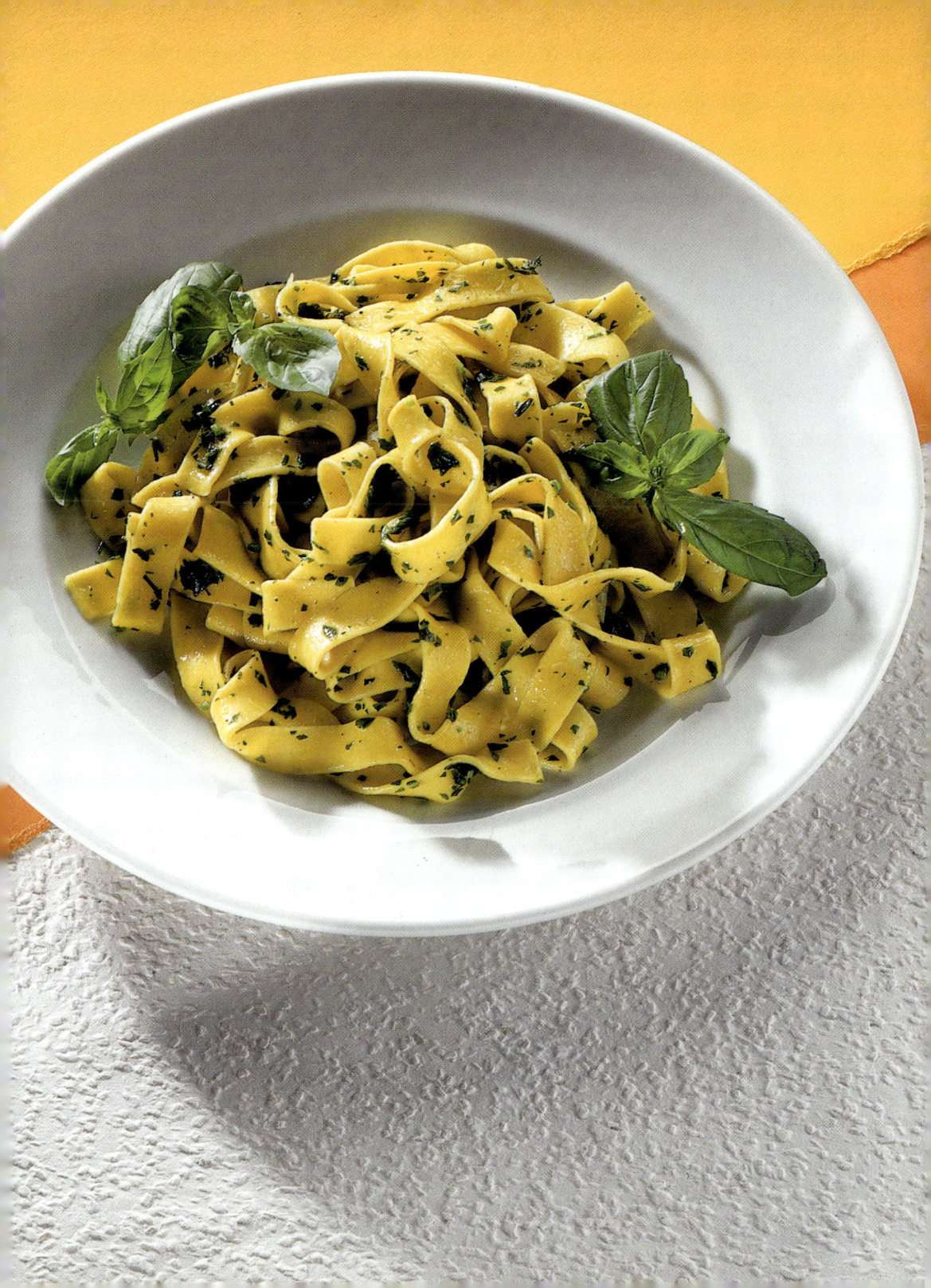

# GETREIDEMAHLZEITEN

## Höchstmenge pro Mahlzeit

50 g roher Naturreis oder anderes Getreide (Grünkern, Dinkel, Hirse usw.) = 150 g gekochtes Getreide und 45 g gekochte Hülsenfrüchte oder

50 g roher Naturreis oder anderes Getreide (Grünkern, Dinkel, Hirse usw.) = 150 g gekochtes Getreide und 120 g Tofu/Seitan oder 10 g Nüsse/Samen

## LAUCHHIRSOTTO

50 g Goldhirse in einem feinmaschigen Sieb mit heißem Wasser überbrausen. 1 großen Lauch putzen und in feine Streifen schneiden, 1 Zwiebel, 1 Knoblauchzehe und 1 Sträußchen Petersilie fein hacken, in 1 TL Olivenöl extra nativ dünsten, die Hirse dazugeben, 150 ml/1,5 dl Gemüsebrühe angießen, aufkochen, auf kleinem Feuer 15 Minuten quellen lassen. Mit 1 TL Hefeflocken und 1 TL Butter verfeinern. 45 g gekochte Hülsenfrüchte (Seite 121) mit dem Salat servieren. Variante: Den Lauch durch 1–2 Tomaten ersetzen, diese samt Haut klein würfeln und mit den Zwiebeln dünsten. **Auswärts essen:** Ideal zum Mitnehmen an den Arbeitsplatz. **Menü:** Zusätzlich Frischkost mit 1 Portion Salatsauce (Seite 122).

| Kohlenhydrate | Mittagessen/Abendessen | **Abbildung** |
| --- | --- | --- |

## RISIBISI

1 Schalotte und 1 Knoblauchzehe fein hacken, 1 kleiner Zucchino ungeschält in kleine Würfel schneiden, 1 Tomate schälen und in Würfel schneiden, alles in 1 TL Olivenöl extra nativ weich dünsten, eventuell wenig Wasser angießen. 150 g gekochten Langkorn-Naturreis (Seite 119) und 100 g tiefgekühlte grüne Erbsen dazugeben, das Ganze erhitzen und mit Gemüsebrühepulver und Hefeflocken würzen, zugedeckt 5 Minuten stehen lassen. Nach Belieben mit Curry abschmecken. Verfeinern mit 1 EL süßer Sahne/ Rahm. 10 g geröstete Sesamsamen darüber streuen. **Auswärts essen:** Ideal zum Mitnehmen an den Arbeitsplatz. Die Sesamsamen erst vor dem Essen darüber streuen. **Menü:** Zusätzlich Frischkost mit 1 Portion Salatsauce (Seite 122).

| Kohlenhydrate | Mittagessen/Abendessen |
| --- | --- |

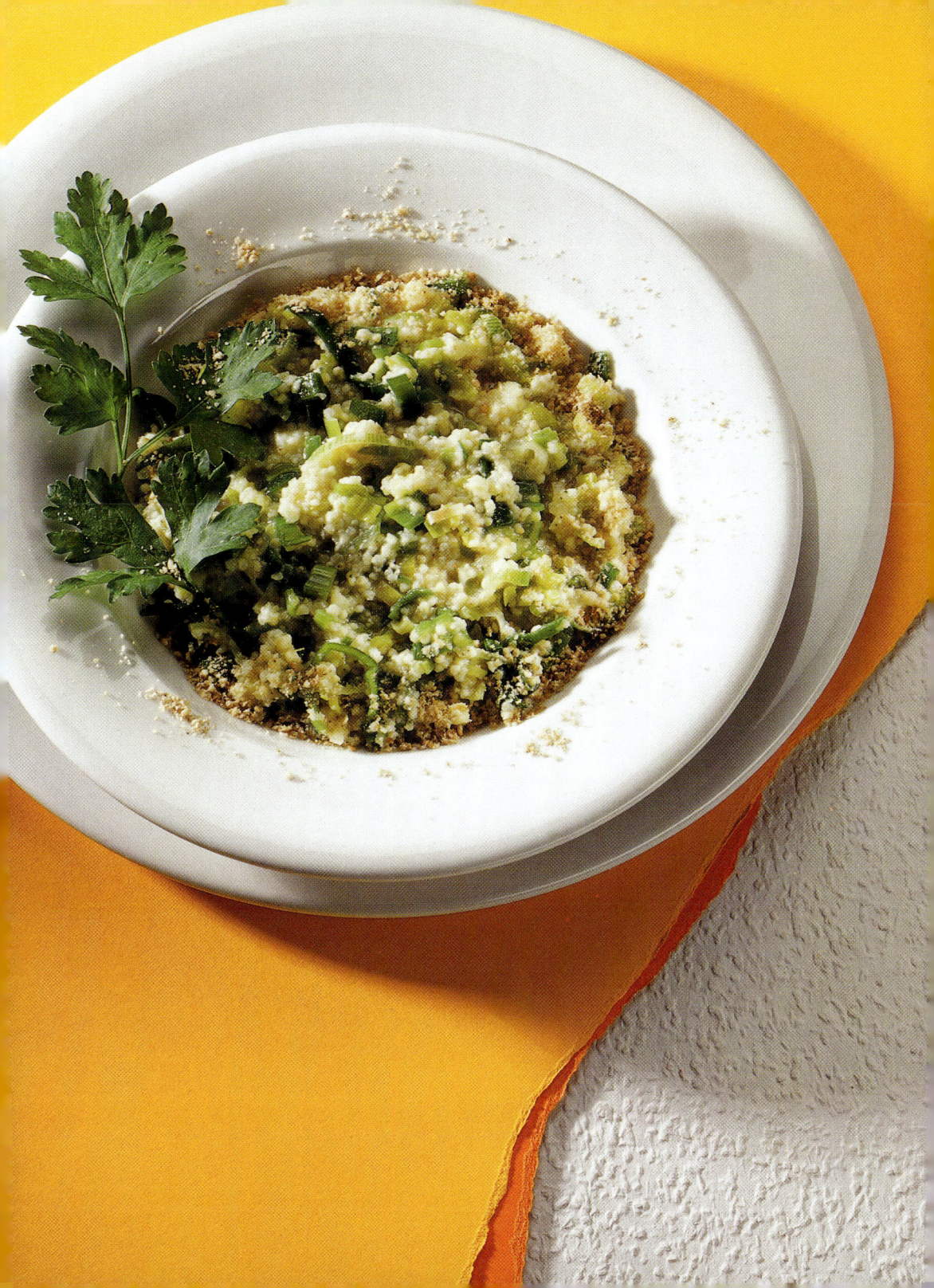

## ASIATISCHER REIS

2 getrocknete Shiitake-Pilze in kaltem Wasser einlegen, gut ausdrücken und in Streifen schneiden. 120 g Tofu in Würfel schneiden, Tofu, Pilze und 1 durchgepresste Knoblauchzehe in 1 TL Öl braten. Würzen mit Meersalz, Shoyu und nach Belieben mit Sambal Oelek oder fein gehackten Pfeffer-schoten/Peperoncini. 1 Hand voll Sojasprossen und 150 g gekochten Lang-korn-Naturreis (Seite 119) 2 Minuten mitbraten. **Menü:** Zusätzlich Frisch-kost mit 1 Portion Salatsauce und gedämpftes Gemüse nach Belieben (Seite 122).

Kohlenhydrate        Mittagessen/Abendessen

## DINKELSCHROT-GERICHT

50 g mittelfeinen Dinkelschrot und 200–250 ml/2–2,5 dl Gemüsebrühe unter Rühren aufkochen, auf der ausgeschalteten Wärmequelle zugedeckt 10 Mi-nuten quellen lassen. Mit 1 TL Butter verfeinern, mit gehackter Petersilie und 10 g gerösteten Haselnüssen bestreuen. **Menü:** Zusätzlich Frischkost mit 1 Portion Salatsauce und gedämpftes Gemüse nach Belieben (Seite 122).

Kohlenhydrate        Mittagessen/Abendessen

## SAFRANREIS

150 g gekochten Langkorn-Naturreis (Seite 119) mit Meersalz und Pfeffer, 1 TL Hefeflocken und Safranpulver würzen, verfeinern mit 1 EL trockenem Weißwein oder weißem Martini und 1 EL süßer Sahne/Rahm. 45 g gekochte Hülsenfrüchte (Seite 121) zum Salat (Seite 122) geben. **Auswärts essen:** Ideal zum Mitnehmen an den Arbeitsplatz.

Kohlenhydrate        Mittagessen/Abendessen

## REISTOPF

150 g gekochten Langkorn-Naturreis (Seite 119) mit Gemüsebrühepulver, Curry oder Safranpulver abschmecken. 120 g Tofu (Tofuburger/Tofuwurst/Tofu natur oder Seitan) in Streifen schneiden, unter den Reis mischen. Auf der ausgeschalteten Wärmequelle zugedeckt 2 Minuten stehen lassen. Verfei-nern mit 1 EL süßer Sahne/Rahm. **Auswärts essen:** Ideal zum Mitnehmen an den Arbeitsplatz. **Menü:** Zusätzlich Frischkost mit 1 Portion Salatsauce und gedämpftes Gemüse nach Belieben (Seite 122).

Kohlenhydrate        Mittagessen/Abendessen

## KRÄUTERREIS

150 g gekochten Langkorn-Naturreis (Seite 119) mit 1 TL Butter erhitzen, würzen mit Gemüsebrühepulver und reichlich gehackten frischen Kräutern wie Kerbel, Petersilie, Schnittlauch, Sellerie- und Zwiebelgrün, mit Meersalz und Pfeffer abschmecken. **Variante:** Getrocknete Kräuter verwenden; diese stets mitkochen, damit sie das Aroma voll entfalten können. 45 g gekochte Hülsenfrüchte (Seite 121) zum Salat (Seite 122) geben. **Auswärts essen:** Ideal zum Mitnehmen an den Arbeitsplatz.

| Kohlenhydrate | Mittagessen/Abendessen |

## GRÜNKERNSCHROTSUPPE

30 g mittelfeinen Grünkernschrot oder eine andere Schrotsorte in einem Topf unter ständigem Rühren trocken rösten, bis das Getreide duftet. 300–400 ml/3–4 dl Gemüsebrühe aufgießen, aufkochen und auf kleinem Feuer einige Minuten köcheln lassen, mixen. Die Suppe mit Meersalz und Pfeffer abschmecken und mit 2 EL süßer Sahne/Rahm verfeinern. Mit reichlich gehackter Petersilie und 10 g gerösteten Mandelblättchen bestreuen. **Auswärts essen:** Ideal zum Mitnehmen an den Arbeitsplatz. Die Mandeln separat mitnehmen. **Menü:** Zusätzlich Frischkost mit 1 Portion Salatsauce (Seite 122).

| Kohlenhydrate | Mittagessen/Abendessen |

## GERSTENSUPPE

50 g Gerstenkörner über Nacht in 400 ml/4 dl Wasser einlegen. 1 Möhre/Karotte, 1/4 Knollensellerie, 1 kleinen Lauch, 1 Schalotte und 1 Knoblauchzehe putzen und klein schneiden Das Gemüse im Schnellkochtopf in 1 TL Olivenöl extra nativ dünsten, Gerstenkörner samt Einweichwasser sowie 1 EL Gemüsebrühepulver dazugeben, 20 Minuten kochen lassen. Mit Meersalz und Pfeffer abschmecken und mit 1 EL saurer Sahne/Sauerrahm verfeinern. 45 g gekochte Hülsenfrüchte (Seite 121) in der Suppe erwärmen oder zum Salat (Seite 122) servieren. **Variante:** Gerste durch Dinkel, Weizen, Grünkern oder Hafer ersetzen. **Auswärts essen:** Ideal zum Mitnehmen an den Arbeitsplatz. **Menü:** Zusätzlich Frischkost mit 1 Portion Salatsauce (Seite 122).

| Kohlenhydrate | Mittagessen/Abendessen |

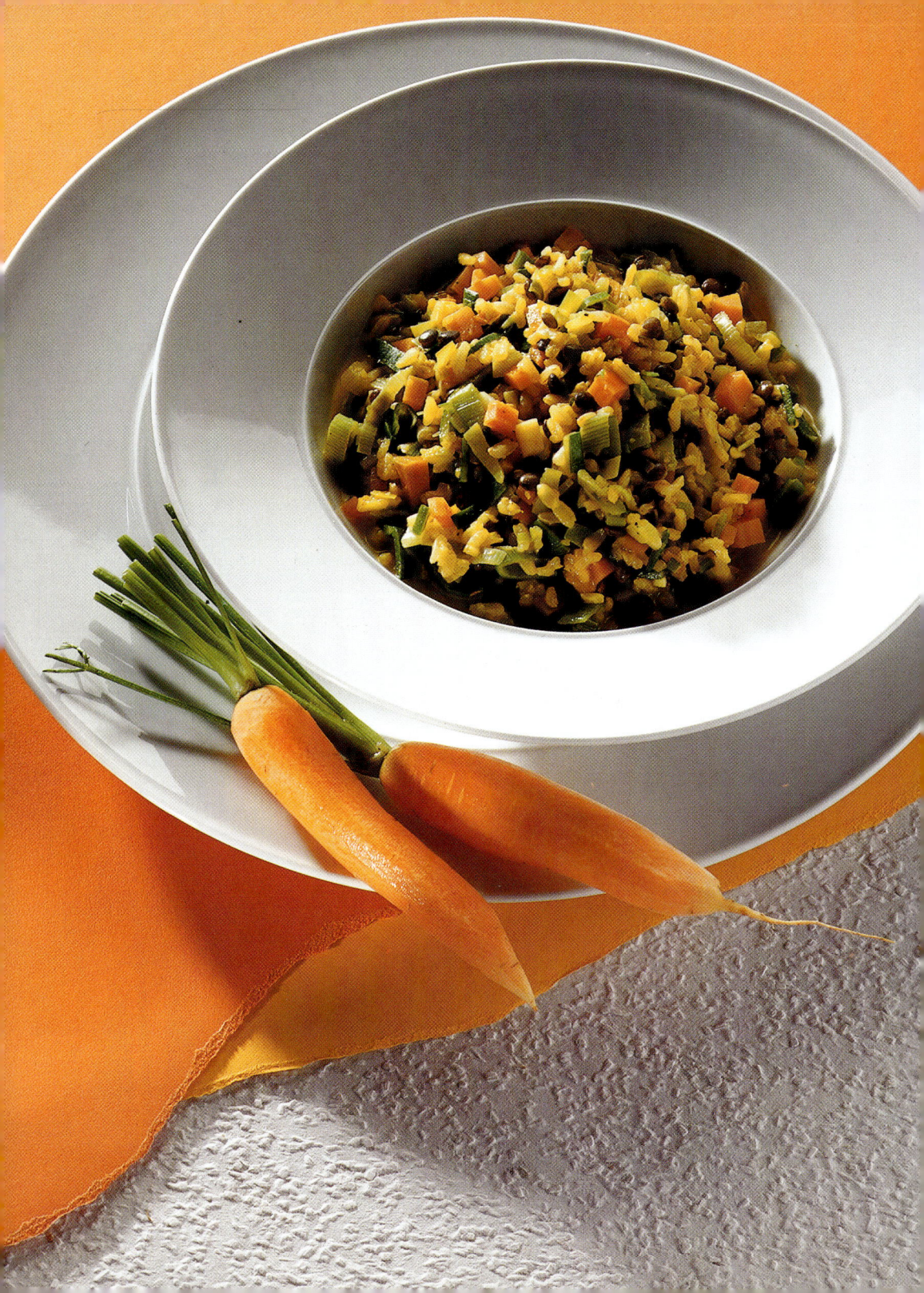

## REIS MIT GRÜNEN LINSEN

150 g gekochten Langkorn-Naturreis (Seite 119) und 45 g gekochte grüne Linsen (Seite 121) mischen. 1 Knoblauchzehe fein hacken, 1 Stück Lauch und 1 Möhre/Karotte putzen, in Scheiben oder kleine Würfel schneiden. Knoblauch und Gemüse in 1 TL Olivenöl extra nativ dünsten, wenig Wasser angießen. Reis-Linsen-Gemisch, 1 EL trockenen Weißwein, 1 EL süße Sahne/Rahm und 1 TL Hefeflocken mit dem Gemüse vermengen. Abschmecken mit Meersalz und Pfeffer. **Auswärts essen:** Ideal zum Mitnehmen an den Arbeitsplatz. **Menü:** Zusätzlich Frischkost mit 1 Portion Salatsauce (Seite 122).

| Kohlenhydrate | Mittagessen/Abendessen | **Abbildung** |

## MANDELREIS MIT ZUCCHINI

10 g Mandelblättchen in 1 TL Öl rösten, herausnehmen und beiseite stellen. 1 Gemüsepaprika/Peperoni entkernen und in kleine Würfel schneiden, 2 kleine Zucchini ungeschält in kleine Würfel schneiden. Das Gemüse mit 2 EL Gemüsebrühe dünsten. 150 g gekochten Langkorn-Naturreis (Seite 119) dazugeben und erhitzen. Mit Meersalz und Pfeffer aus der Mühle würzen. Die Mandelblättchen untermischen, mit gehackter Petersilie bestreuen. **Auswärts essen:** Ideal zum Mitnehmen an den Arbeitsplatz. Die Mandelblättchen erst vor dem Essen beigeben. **Menü:** Zusätzlich Frischkost mit 1 Portion Salatsauce (Seite 122).

| Kohlenhydrate | Mittagessen/Abendessen |

## REISSUPPE

200–300 g Saisongemüse, z. B. Weißkohl/-kabis, Möhren/Karotten, Lauch, Knollensellerie, Kohlrabi, Brokkoli, Blumenkohl, putzen und in mundgerechte Stücke schneiden, mit $1/2$ l Gemüsebrühe aufsetzen und weich kochen. 150 g gekochten Rundkorn-Naturreis (Seite 119) dazugeben. Würzen mit gehackten Kräutern, geriebener Muskatnuss, Pfeffer und 1 TL Hefeflocken. Verfeinern mit 1 EL Sahne/Rahm. 10 g geröstete Sesamsamen darüber streuen. **Auswärts essen:** Ideal zum Mitnehmen an den Arbeitsplatz. Sesamsamen vor dem Essen darüber streuen. **Menü:** Zusätzlich Frischkost mit 1 Portion Salatsauce (Seite 122).

| Kohlenhydrate | Mittagessen/Abendessen |

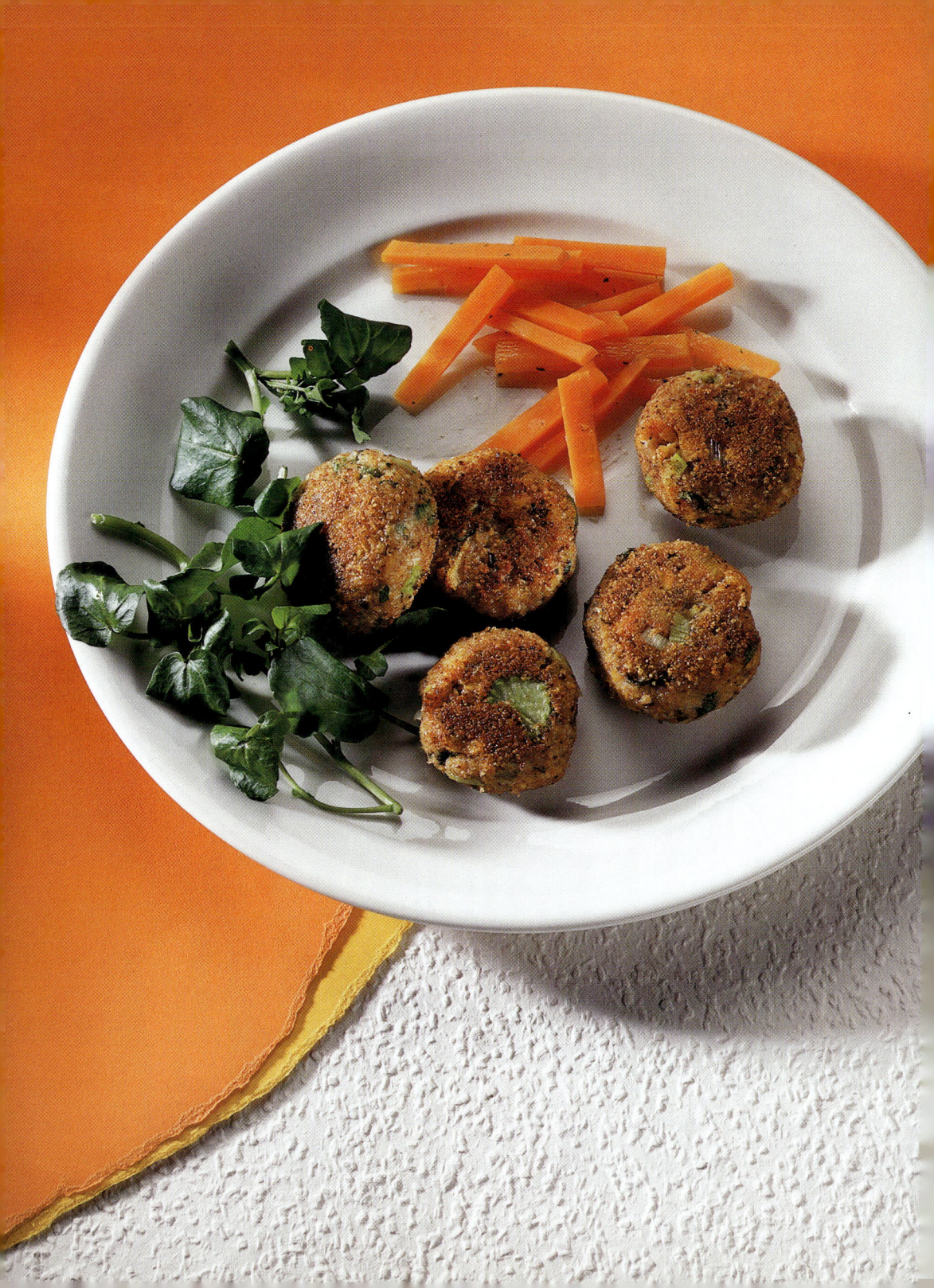

## DINKELSCHROT-BURGER

50 g mittelfeinen Dinkelschrot und 200–250 ml/2–2,5 dl Gemüsebrühe unter Rühren aufkochen, auf der ausgeschalteten Wärmequelle zugedeckt 10 Minuten quellen lassen. 1 Schalotte, 1 Knoblauchzehe und 1 Sträußchen Petersilie fein hacken, zusammen mit 1 EL Vollkornbrotbröseln/Paniermehl und 1 EL vegetarischer Paste (Tartex) unter den Schrot rühren. Würzen mit Meersalz, Pfeffer und Majoran. Aus der Masse kleine Burger formen, von Hand gut pressen. In einer Bratpfanne 1 TL Olivenöl extra nativ erhitzen, die Burger bei kleiner Hitze beidseitig langsam braten. 45 g gekochte Hülsenfrüchte (Seite 121) zum Salat (Seite 122) geben. **Auswärts essen:** Ideal zum Mitnehmen an den Arbeitsplatz. Schmecken auch kalt ausgezeichnet. **Menü:** Zusätzlich gedämpftes Gemüse nach Belieben.

| Kohlenhydrate | Mittagessen/Abendessen | **Abbildung** |

## HIRSECURRY

50 g Hirse und 10 g gehackte Cashewnüsse oder andere Nüsse trocken rösten, beiseite stellen. 1 fein gehackte Zwiebel und 1 Portion fein gehacktes Saisongemüse in 1 TL Olivenöl extra nativ dünsten, Hirse und Nüsse unterrühren, 150 ml/1,5 dl Gemüsebrühe angießen, aufkochen, mit scharfem Curry würzen, auf kleinem Feuer 15 Minuten quellen lassen. Abschmecken mit 1 TL Hefeflocken und verfeinern mit 1 EL süßer Sahne/Rahm. **Auswärts essen:** Ideal zum Mitnehmen an den Arbeitsplatz. **Menü:** Zusätzlich Frischkost mit 1 Portion Salatsauce (Seite 122).

| Kohlenhydrate | Mittagessen/Abendessen |

## POLENTA

150 ml/1,5 dl Gemüsebrühe aufkochen, 50 g feinen Maisgrieß einrühren, auf kleinem Feuer 15 Minuten köcheln lassen. Abschmecken mit 1 TL Hefeflocken. Von der Polenta mit einem Eisportionierer Kugeln abstechen, auf einem vorgewärmten Teller anrichten. 1 Portion scharfe Tomatensauce (Seite 26) und 45 g gekochte Hülsenfrüchte (Seite 121) erhitzen, die Maiskugeln damit umgießen. **Variante:** 2 Portionen Mais kochen, die Hälfte auf einem Blech 1 cm dick ausstreichen, am nächsten oder übernächsten Tag in 1 TL Olivenöl extra nativ braten. **Menü:** Zusätzlich Frischkost mit 1 Portion Salatsauce (Seite 122).

| Kohlenhydrate | Mittagessen/Abendessen | **Abbildung Seite 120** |

## REIS MIT CHAMPIGNONS

1 kleine Schalotte und 1 Knoblauchzehe fein hacken, 150 g Champignons putzen und in Scheiben schneiden, alles in 1 TL Olivenöl extra nativ dünsten, 1 EL Gemüsebrühe angießen. 150 gekochten Langkorn-Naturreis (Seite 119) dazugeben, erhitzen. Würzen mit Meersalz und Pfeffer, verfeinern mit 1 EL süßer Sahne/Rahm. 10 g geröstete Mandelstifte darüber streuen. **Auswärts essen:** Ideal zum Mitnehmen an den Arbeitsplatz. Die Mandelstifte vor dem Essen darüber streuen. **Menü:** Zusätzlich Frischkost mit 1 Portion Salatsauce und gedämpftes Gemüse nach Belieben (Seite 122).

Kohlenhydrate            Mittagessen/Abendessen

## CURRY-REISSALAT

150 g gekochten Langkorn-Naturreis (Seite 119) und 1 Portion Salatsauce (Seite 122) vermengen. Mit Curry abschmecken. 1 Stück Salatgurke und 1 Tomate schälen, in kleine Würfel schneiden, 1 Apfel samt Schale in kleine Würfel schneiden, 1 Schalotte fein hacken, 1 Bund Schnittlauch in Röllchen schneiden, alles unter den Reis mischen. 45 g gekochte Kichererbsen (Seite 121) untermischen. **Auswärts essen:** Ideal zum Mitnehmen an den Arbeitsplatz.

Kohlenhydrate            Mittagessen/Abendessen

## TABBOULEH

50 g Couscous oder Pil-Pil in viel Wasser 5 Minuten quellen lassen, in ein feinmaschiges Sieb geben und gut abtropfen lassen. Das Getreide in einem Siebeinsatz über dem kochenden Wasser 3 bis 5 Minuten dämpfen, abkühlen lassen und mit einer Gabel lockern. Couscous, 45 g gekochte Kichererbsen (Seite 121), Tomaten- und Gurkenscheiben, gehackte Petersilie und gehackte Zwiebeln mit 1 Portion Salatsauce (Seite 122) vermengen. Mit Zitronensaft und Pfeffer abschmecken. **Auswärts essen:** Ideal zum Mitnehmen an den Arbeitsplatz.

Kohlenhydrate            Mittagessen/Abendessen

## NUSSREIS

10 g Nüsse, z. B. Walnüsse/Baumnüsse. Haselnüsse, Mandeln, grob hacken und in 1 TL Öl rösten. 150 g gekochten Langkorn-Naturreis (Seite 119) dazugeben und kurz braten. Mit Kräutermeersalz, Pfeffer und 1 TL Hefeflocken abschmecken. Mit 1 EL süßer Sahne/Rahm verfeinern. **Menü:** Zusätzlich Frischkost mit 1 Portion Salatsauce und gedämpftes Gemüse nach Belieben (Seite 122).

| Kohlenhydrate | Mittagessen/Abendessen |

## REISSALAT ITALIENISCH

Je $^1/_2$ roten und gelben Gemüsepaprika/Peperoni entkernen und in kleine Würfel schneiden. Gemüsepaprikawürfelchen, 100 g gekochte grüne Erbsen oder grüne Bohnen, 4 entsteinte schwarze Oliven, 150 g gekochten Langkorn-Naturreis (Seite 119) mit 1 Portion Salatsauce (Seite 122) vermengen. Mit Cayennepfeffer abschmecken. Den Reissalat auf grünem Blattsalat anrichten. Mit 10 g Sesamsamen bestreuen. **Auswärts essen:** Ideal zum Mitnehmen an den Arbeitsplatz, ohne Blattsalat. Die Sesamsamen vor dem Essen darüber streuen.

| Kohlenhydrate | Mittagessen/Abendessen |

## SÜSSER REIS MIT FRÜCHTEN

1 EL süße Sahne/Rahm und 150 g gekochten Rundkorn-Naturreis (Seite 119) mischen. Würzen mit Vanillepulver, abgeriebener Schale einer unbehandelten Zitrone, 1 KL Akazienhonig und nach Belieben mit wenig Kirsch oder Zitronensaft. 200 g zerkleinerte Saisonfrüchte oder 150 g zerkleinerte Äpfel und 20 g Rosinen sowie 10 g Pistazien untermischen. **Menü:** Zusätzlich Frischkost mit 1 Portion Salatsauce (Seite 122).

| Kohlenhydrate | Mittagessen/Abendessen |

## DINKELGRIESS MIT BEEREN

200 ml/2 dl Wasser und 1 Prise Meersalz aufkochen, 30 g Dinkel- oder Weizengrieß einrühren, bei kleiner Hitze zu einem Brei kochen. 1 EL Akazienhonig und 2 EL süße Sahne/Rahm unterrühren. Mit 10 g Nüssen bestreuen. Dazu 150 g Beeren oder Fruchtkompott servieren. **Menü:** Zusätzlich Frischkost mit 1 Portion Salatsauce (Seite 122).

| Kohlenhydrate | Mittagessen/Abendessen |

# KARTOFFELMAHLZEITEN

**Höchstmenge pro Mahlzeit**

250 g ungeschälte, rohe Kartoffeln oder
200 g geschälte, gegarte Kartoffeln und 45 g gekochte Hülsenfrüchte

## SCHARFE KARTOFFELN

250 g gekochte Schalenkartoffeln (Seite 121) noch heiß schälen und in Scheiben schneiden. 1 Knoblauchzehe und 1 kleine Zwiebel fein hacken, 1 kleines Stück rote Pfefferschote/Peperoncino längs aufschneiden, entkernen und in Streifen schneiden, 1 Tomate würfeln. Alles zusammen mit 45 g gekochten Hülsenfrüchten (Seite 121) und 1 EL süßer Sahne/Rahm erhitzen. Abschmecken mit Meersalz und Pfeffer. **Menü:** Zusätzlich Frischkost mit 1 Portion Salatsauce (Seite 122).

| Kohlenhydrate | Mittagessen/Abendessen | **Abbildung** |

## KARTOFFEL-MÖHREN-GERICHT

250 g Kartoffeln und 1 Möhre/Karotte schälen, in Würfel schneiden, mit 1 Prise getrocknetem Estragon und 150 ml/1,5 dl Gemüsebrühe im Schnellkochtopf (ohne Einsatz) 3 bis 4 Minuten garen. In einem konventionellen Kochtopf beträgt die Garzeit 20 bis 30 Minuten. Mit 1 EL süßer Sahne/Rahm verfeinern, gehackte Petersilie darüber streuen. 45 g gekochte Hülsenfrüchte (Seite 121) mit der Frischkost (Seite 122) servieren.

| Kohlenhydrate | Mittagesssen/Abendessen |

## KRÄUTERKARTOFFELN

250 g Kartoffeln schälen und in Würfel schneiden, im Schnellkochtopf (ohne Einsatz) mit 150 ml/1,5 dl Gemüsebrühe 3 Minuten garen. In einem konventionellen Kochtopf beträgt die Garzeit 20 bis 30 Minuten. Mit 1 TL Butter und reichlich gehackten Kräutern abschmecken. 45 g gekochte Hülsenfrüchte (Seite 121) mit der Frischkost (Seite 122) servieren.

| Kohlenhydrate | Mittagessen/Abendessen |

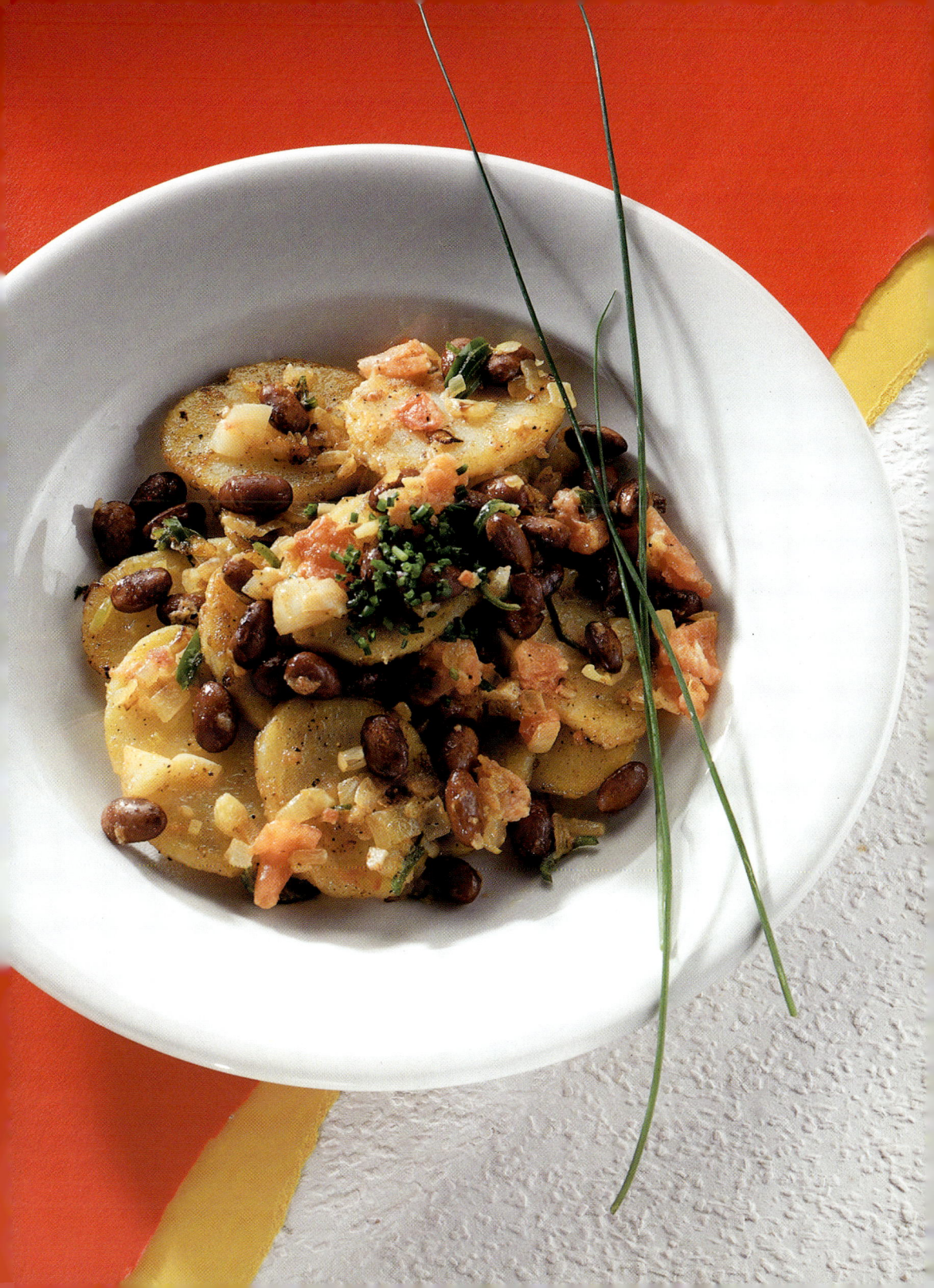

### KARTOFFEL-GEMÜSE-SUPPE

1 Möhre/Karotte und 2 Spross Stauden-/Stangensellerie putzen, 250 g Kartoffeln schälen, alles in mundgerechte Stücke schneiden, 1 Knoblauchzehe grob hacken. Möhren, Sellerie und Knoblauch in 1 TL Olivenöl extra nativ im Schnellkochtopf dünsten, Kartoffeln, 1 Lorbeerblatt und 400 ml/4 dl Gemüsebrühe dazugeben, 5 Minuten garen. In einem konventionellen Kochtopf beträgt die Garzeit etwa 20 Minuten. 45 g gekochte Hülsenfrüchte (Seite 121) beigeben, kurz köcheln lassen. Mit 1 EL süßer Sahne/Rahm verfeinern, mit reichlich fein geschnittenem Schnittlauch bestreuen. **Auswärts essen:** Ideal zum Mitnehmen an den Arbeitsplatz. **Menü:** Zusätzlich Frischkost mit 1 Portion Salatsauce (Seite 122).

Kohlenhydrate          Mittagessen/Abendessen

### KARTOFFEL-LAUCH-PFANNE

250 g Kartoffeln schälen und in Würfel schneiden, 1 Schalotte und 1 Sträußchen Majoran fein hacken, 1 Lauch putzen und in feine Scheiben schneiden. Schalotten, Majoran und Lauch im Schnellkochtopf in 1 TL Olivenöl extra nativ dünsten, die Kartoffeln und 100 ml/1 dl Gemüsebrühe dazugeben, 5 Minuten garen. In einem konventionellen Kochtopf beträgt die Garzeit etwa 20 Minuten. Mit 1 EL süßer Sahne/Rahm verfeinern. Abschmecken mit Meersalz und Pfeffer. 45 g gekochte Hülsenfrüchte (Seite 121) mit der Frischkost (Seite 122) servieren.

Kohlenhydrate          Mittagessen/Abendessen

### KARTOFFELSALAT MIT HÜLSENFRÜCHTEN

250 g gekochte Schalenkartoffeln (Seite 121) heiß schälen und in Scheiben schneiden. 1 Schalotte und 1 Knoblauchzehe fein hacken. Kartoffeln, Schalotten, Knoblauch und 45 g gekochte Linsen oder andere Hülsenfrüchte (Seite 121) mit 1 Portion Salatsauce (Seite 122) sorgfältig mischen. Kurz ziehen lassen. Mit Tomatenspalten und Basilikum garnieren. **Variante:** Zusätzlich Cornichons, Essigzwiebeln, Salatgurke, Stauden-/Stangensellerie, Möhren/Karotten untermischen. Auf Blattsalat anrichten. **Auswärts essen:** Ideal zum Mitnehmen an den Arbeitsplatz.

Kohlenhydrate          Mittagessen/Abendessen

## KARTOFFEL-ZUCCHINI-RÖSTI

200 g geschälte, gegarte Schalenkartoffeln und 100 g ungeschälte Zucchini mit der Röstiraffel/dem Gemüsehobel grob raspeln. Mit Meersalz und Pfeffer würzen. In einer kleinen, nicht klebenden Bratpfanne 1 KL Öl erhitzen. Die Kartoffel-Zucchini-Masse darin zu einem Kuchen formen, bei kleiner Hitze 5 Minuten braten, mit Hilfe eines Tellers wenden und 5 Minuten fertig braten. 45 g gekochte Hülsenfrüchte (Seite 121) mit der Frischkost (Seite 122) servieren.

Kohlenhydrate          Mittagessen/Abendessen

## HASELNUSS-KARTOFFELN

250 g im Dampf gegarte kleine Kartoffeln schälen, in 1 KL Kräuterbutter schwenken. Würzen mit Meersalz und Pfeffer. 20 g grob gehackte Haselnüsse darüber streuen. **Menü:** Zusätzlich Frischkost mit 1 Portion Salatsauce (Seite 122).

Kohlenhydrate          Mittagessen/Abendesssen

## LAUWARMER KARTOFFELSALAT

250 g in der Schale gegarte Kartoffeln (Seite 121) heiß schälen und in feine Scheiben schneiden, 4–5 EL heiße Gemüsebrühe darüber gießen. 1 Spross Stauden-/Stangensellerie fein schneiden, 1 Schalotte fein hacken, zusammen mit 1 Portion Salatsauce (Seite 122) mit den Kartoffeln sorgfältig mischen. Kurz ziehen lassen. Mit fein gehackten Kräutern bestreuen. 45 g gekochte Hülsenfrüchte (Seite 121) untermischen. Auf Blattsalat anrichten. Lauwarm servieren.

Kohlenhydrate          Mittagessen/Abendessen

## KARTOFFELSCHNEE

250 g Kartoffeln schälen und in Würfel schneiden, im Dampf sehr weich garen, durch ein Passetout/Passevite drehen. 1 TL Butter und 1 EL süße Sahne/Rahm unterrühren, mit Meersalz und Pfeffer würzen. 45 g gekochte Hülsenfrüchte (Seite 121) mit der Frischkost (Seite 122) oder mit gedünstetem Gemüse (Seite 122) servieren.

Kohlenhydrate          Mittagessen/Abendessen

## ITALIENISCHER KARTOFFELSALAT

250 g in der Schale gegarte Kartoffeln (Seite 121) heiß schälen und in Würfel schneiden. ¼ Salatgurke würfeln, 1 kleine rote Zwiebel fein hacken. 1 Portion Salatsauce (Seite 122), 1 EL süße Sahne/Rahm und einige EL Gemüsebrühe glatt rühren. Kartoffeln, Gurken, Zwiebeln, 45 g gekochte rote oder weiße Bohnen (Seite 121) und 4 schwarze Oliven zur Sauce geben, vorsichtig vermengen. Abschmecken mit Meersalz und Pfeffer. Mit frischem Thymian oder Basilikum bestreuen und Tomatenspalten garnieren. **Auswärts essen:** Ideal zum Mitnehmen an den Arbeitsplatz.

| Kohlenhydrate | Mittagessen/Abendessen | **Abbildung** |

## FRUCHTIGES SAUERKRAUT MIT KARTOFFELN

200 g rohes Sauerkraut aus dem Reformhaus mit 150 ml/1,5 dl Flüssigkeit (halb Apfelsaft/halb Gemüsebrühe) im Schnellkochtopf 5 Minuten garen, den Topf unter fließendem kaltem Wasser abschrecken. 1 rotbackigen Apfel vierteln, entkernen und in feine Spalten schneiden, zusammen mit 10 g Rosinen und 1 EL süßer Sahne/Rahm unter das Sauerkraut mischen. Den Deckel auflegen, 5 Minuten stehen lassen. Nach Belieben mit Koriander, Paprika oder Kümmel würzen. Mit 250 g im Dampf gegarten Kartoffeln servieren. 45 g gekochte Hülsenfrüchte (Seite 121) mit der Frischkost (Seite 122) servieren.

| Kohlenhydrate | Mittagessen/Abendessen |

## KÜRBIS-KARTOFFEL-CREMESUPPE

250 g Kartoffeln und 250 g Kürbis schälen und in Würfel schneiden. 1 kleine Zwiebel fein hacken. Zwiebeln und Kürbis in 1 TL Olivenöl extra nativ im Schnellkochtopf dünsten, die Kartoffeln beifügen, 400 ml/4 dl Gemüsebrühe angießen. 5 Minuten kochen lassen. In einem konventionellen Kochtopf beträgt die Garzeit 20 bis 25 Minuten. Die Suppe mixen und je nach Konsistenz mit Gemüsebrühe verdünnen. Mit Meersalz, Pfeffer und Curry abschmecken und verfeinern mit 1 EL süßer Sahne/Rahm. 10 g geröstete Mandelblättchen darüber streuen. 45 g gekochte Hülsenfrüchte (Seite 121) mit der Frischkost (Seite 122) servieren. **Auswärts essen:** Ideal zum Mitnehmen an den Arbeitsplatz.

| Kohlenhydrate | Mittagessen/Abendessen |

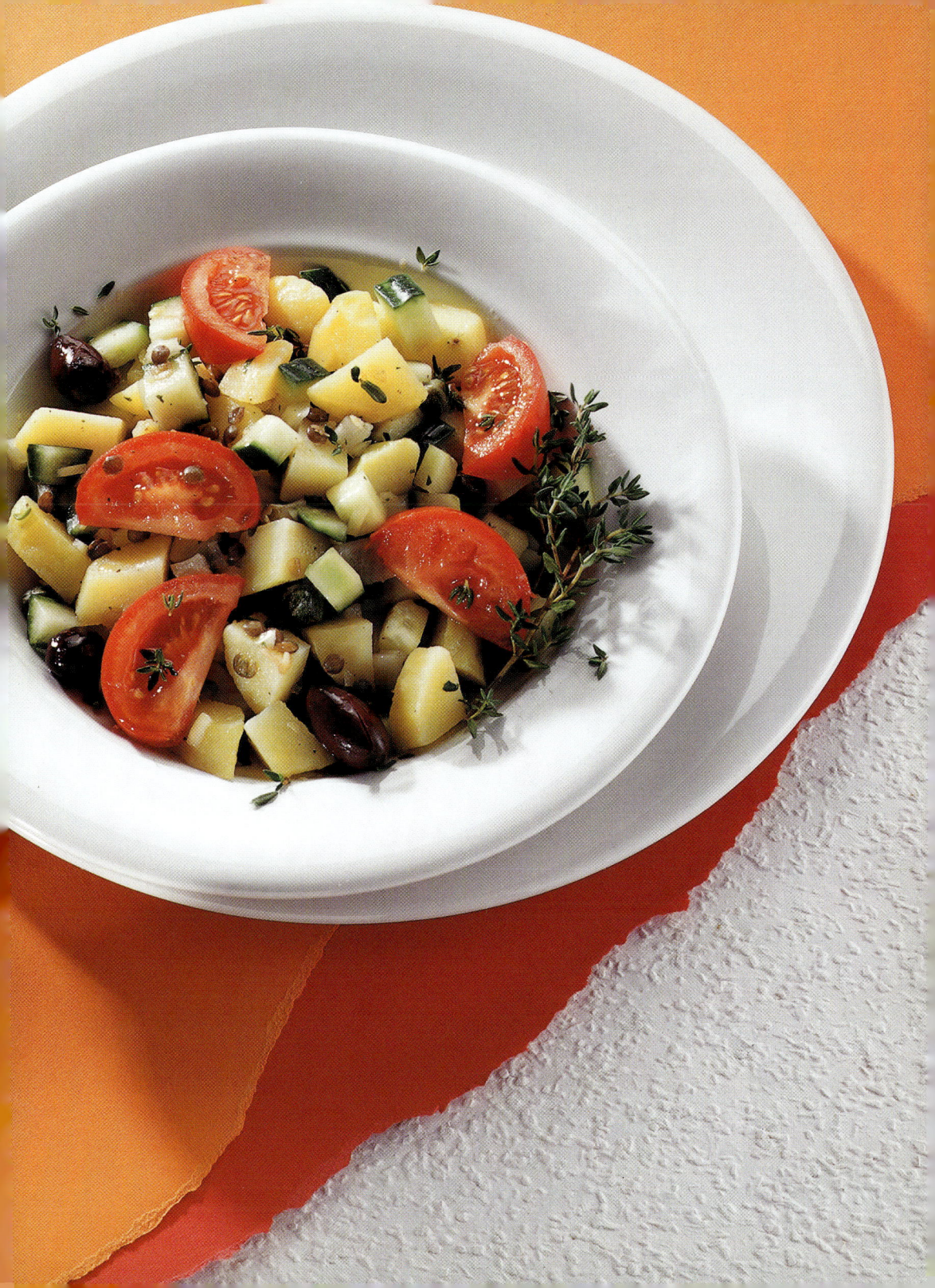

## SESAMKARTOFFELN MIT WALNUSSÖL

250 g in der Schale gegarte Kartoffeln (Seite 121) schälen und in Scheiben schneiden. Mit 2 TL Walnuss-/Baumnussöl mischen. Mit Meersalz würzen. 2 TL geröstete Sesamsamen darüber streuen. 45 g gekochte Hülsenfrüchte (Seite 121) mit der Frischkost (Seite 122) oder mit gedünstetem Gemüse (Seite 122) servieren.

| Kohlenhydate | Mittagessen/Abendessen |
|---|---|

## POMMES FRITES

250 g Kartoffeln schälen und in Stäbchen schneiden, im Dampf 10 Minuten garen. Die Kartoffelstäbchen mit 1 EL Olivenöl extra nativ vermengen, auf ein mit Backpapier belegtes Blech legen. Im vorgeheizten Backofen bei 200 Grad 15 Minuten backen, die Kartoffelstäbchen ab und zu bewegen. Mit Meersalz würzen. 45 g Hülsenfrüchte (Seite 121) mit der Frischkost (Seite 122) servieren.

| Kohlenhydrate | Mittagessen/Abendessen |
|---|---|

## BRATKARTOFFELN

250 g in der Schale gegarte Kartoffeln (Seite 121) vom Vortag schälen und in kleine Würfel schneiden, zusammen mit 150 g Tofu- oder Seitanwürfelchen (ersetzen 45 g gekochte Hülsenfrüchte) in 1 KL Olivenöl extra nativ braten, mit Meersalz, Pfeffer und gehackten Kräutern würzen. Nach Belieben fein gehackte Zwiebeln, Zucchini, Gemüsepaprika/Peperoni, Pfefferschoten/ Peperoncini mitbraten. **Menü:** Zusätzlich Frischkost mit 1 Portion Salatsauce (Seite 122).

| Kohlenhydrate | Mittagessen/Abendessen |
|---|---|

## KARTOFFELN JARDINIÈRE

250 g Kartoffeln schälen. 1 Portion gemischtes Gemüse, z. B. Möhren/Karotten, Knollensellerie, Kohlrabi, Schalotten, putzen und in kleine Würfel schneiden. Kartoffeln, Gemüse, 1 bis 2 Salbeiblätter, 1 Hand voll grüne Erbsen und 150 ml/1,5 dl Gemüsebrühe im Schnellkochtopf (ohne Einsatz) 4 Minuten garen. In einem konventionellen Kochtopf beträgt die Garzeit 20 bis 30 Minuten. Mit 1 TL Butter verfeinern. 45 g gekochte Hülsenfrüchte (Seite 121) mit der Frischkost (Seite 122) servieren.

| Kohlenhydrate | Mittagessen/Abendessen |
|---|---|

## KARTOFFELSUPPE MIT KICHERERBSEN

250 g Kartoffeln und 1 Möhre/Karotte schälen, in Würfel schneiden, 1 kleine Zwiebel hacken, alles mit 400 ml/4 dl Gemüsebrühe im Schnellkochtopf 5 Minuten garen. In einem konventionellen Kochtopf beträgt die Garzeit 20 Minuten. 45 g gekochte Kichererbsen (Seite 121) der Suppe beifügen, aufkochen, mit 1 gehäuften EL saurer Sahne/Sauerrahm verfeinern. Mit Meersalz und Cayennepfeffer und nach Belieben mit abgeriebenen Zitronenschalen abschmecken. **Auswärts essen:** Ideal zum Mitnehmen an den Arbeitsplatz. **Menü:** Zusätzlich Frischkost mit 1 Portion Salatsauce (Seite 122).

Kohlenhydrate        Mittagessen/Abendessen

## SAUERKRAUT-KARTOFFEL-SUPPE

250 g Kartoffeln schälen und in Würfel schneiden, zusammen mit 200 g rohem Sauerkraut aus dem Reformhaus und 400 ml/4 dl Gemüsebrühe im Schnellkochtopf 5 Minuten garen. Verfeinern mit 2 EL trockenem Weißwein und 2 EL süßer Sahne/Rahm. Abschmecken mit Meersalz und Pfeffer. Nach Belieben 100 g Seitan- oder Tofuwürfelchen (ersetzen 45 g gekochte Hülsenfrüchte) in 1 TL Olivenöl extra nativ braten, zur Suppe geben. **Auswärts essen:** Ideal zum Mitnehmen an den Arbeitsplatz. **Menü:** Zusätzlich Frischkost mit 1 Portion Salatsauce (Seite 122).

Kohlenhydrate        Mittagessen/Abendessen

## KARTOFFELGRATIN

Eine kleine, flache Ofenform mit der Schnittfläche einer halbierten Knoblauchzehe einreiben. 250 g Kartoffeln schälen, mit dem Gemüsehobel oder der Küchenmaschine in feine Scheiben schneiden, in die Form verteilen, mit Meersalz, Pfeffer und durchgepresstem Knoblauch würzen. So viel Gemüsebrühe angießen, dass die oberste Kartoffelschicht nicht bedeckt ist. 2 EL Crème fraîche darauf verteilen. Das Gratin im vorgeheizten Backofen bei 200 Grad auf mittlerem Einschub rund 30 Minuten backen. 45 g gekochte Hülsenfrüchte (Seite 121) mit der Frischkost (Seite 122) servieren. **Variante:** Die Kartoffeln mit Gemüsescheiben wie Möhren/Karotten und Zucchini mischen.

Kohlenhydrate        Mittagessen/Abendessen

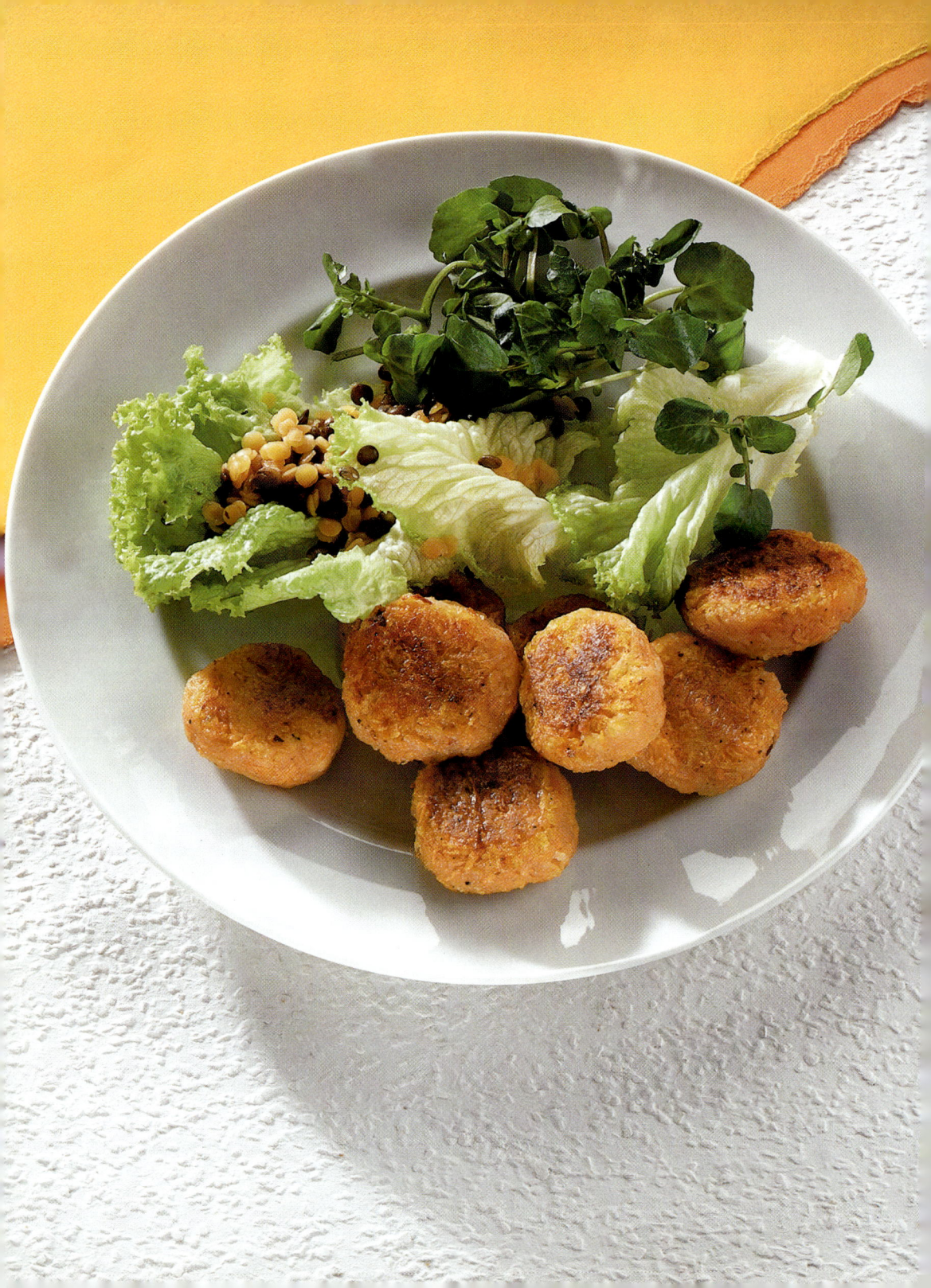

## KARTOFFELKÜCHLEIN

250 g Kartoffeln und 100 g Möhren/Karotten schälen und fein reiben, in einem Sieb von Hand gut ausdrücken. Das Gemüse mit $^{1}/_{2}$ EL Ruchmehl/Schwarzmehl vermengen, mit Meersalz, Pfeffer und nach Belieben mit Sambal Oelek würzen. Von Hand Küchlein formen. In einer nicht klebenden Bratpfanne 1 KL Olivenöl extra nativ erhitzen, die Küchlein langsam beidseitig braten. 45 g gekochte Hülsenfrüchte (Seite 121) mit der Frischkost (Seite 122) servieren.

| Kohlenhydrate | Mittagessen/Abendessen | **Abbildung** |

## GEBACKENE FRÜHKARTOFFELN MIT SAURER SAHNESAUCE

250 g kleine Frühkartoffeln gut waschen, samt Schale längs halbieren, auf ein mit Backpapier belegtes Blech legen. Die Schnittflächen mit 1 TL Olivenöl extra nativ einpinseln. Mit Rosmarinnadeln oder Kümmelsamen oder durchgepresstem Knoblauch bestreuen. Im vorgeheizten Backofen bei 220 Grad 20 Minuten backen. 1 gehäufter EL saure Sahne/Sauerrahm mit Meersalz und Pfeffer würzen. Nach Belieben mit fein geschnittenem Schnittlauch oder wenig frisch geriebenem Meerrettich und 1 geriebenem Apfel oder durchgepresstem Knoblauch vermengen. Die Hülsenfrüchte (Seite 121) mit der Frischkost (Seite 122) servieren.

| Kohlenhydrate | Mittagessen/Abendessen |

## KARTOFFEL-MÖHREN-PÜREE

250 g Kartoffeln und 150 g Möhren/Karotten schälen und würfeln, zusammen mit 150 ml/1,5 dl Gemüsebrühe im Schnellkochtopf 5 Minuten garen. In einem konventionellen Kochtopf beträgt die Garzeit 20 bis 25 Minuten. Die Kartoffeln und die Möhren in ein Sieb geben, die Flüssigkeit auffangen. Das Gemüse auf der ausgeschalteten Wärmequelle unter ständigem Bewegen «trocknen». 1 EL süße Sahne/Rahm dazugeben, würzen mit geriebener Muskatnuss, Meersalz und 1 Prise Cayennepfeffer, mit dem Schneebesen oder dem Stabmixer zu einer luftigen Masse rühren. Eventuell braucht es noch wenig Gemüsebrühe. 45 g gekochte Hülsenfrüchte (Seite 121) mit der Frischkost (Seite 122) servieren.

| Kohlenydrate | Mittagessen/Abendessen |

# BROTMAHLZEITEN

---

**Höchstmenge pro Mahlzeit**

---

60 g Vollkornbrot und 45 g gekochte Hülsenfrüchte (Borlottibohnen, große weiße Bohnen, Linsen, Kichererbsen) oder 10 g Nüsse/Samen oder 1/2 Avocado

oder 30 g Vollkornbrot und 90 g gekochte Hülsenfrüchte (Borlottibohnen, große weiße Bohnen, Linsen, Kichererbsen) oder 10 g Nüsse/Samen oder 1/2 Avocado

---

## MÖHREN-APFEL-ROHKOST

2 bis 3 junge, ungeschälte Möhren/Karotten und 1 Apfel samt Schale grob raspeln, 2 EL süße Sahne/Rahm, Zitronensaft und wenig Akazienhonig dazugeben, vermengen. Mit 10 g Mandelstiften bestreuen. Mit 40 g Vollkorn-Crackers oder 60 g Vollkornbrot servieren. **Auswärts essen:** Ideal zum Mitnehmen an den Arbeitsplatz.

Kohlenhydrate        Mittagessen/Abendessen

## LÖWENZAHN-HÜLSENFRÜCHTE-SALAT
## MIT KNOBLAUCHCROÛTONS

60 g Vollkornbrot in Würfel schneiden, zusammen mit 2 durchgepressten Knoblauchzehen in 1 TL Olivenöl extra nativ rösten. 45 g gekochte Hülsenfrüchte (Seite 121) und 1 große Portion jungen Löwenzahn mit 1 Portion Salatsauce (Seite 122) vermengen. Die Knoblauchcroûtons darüber streuen. **Variante:** Den Löwenzahn durch Rucola ersetzen.

Kohlenhydrate        Mittagessen/Abendessen

## FENCHEL-RETTICH-SALAT

60 g getoastetes Vollkornbrot mit 10 g pflanzlichem Brotaufstrich (Tartex) bestreichen, garnieren mit Kapern, entsteinten Oliven und Sprossen. 1 Fenchel und 1 weißen Rettich putzen und fein hobeln, mit 1 Portion Salatsauce (Seite 122) vermengen, garnieren mit fein gehacktem Fenchelkraut.

Kohlenhydrate        Mittagessen/Abendessen

## BOHNENSALAT MIT CHAMPIGNONS UND TOMATEN

300 g zarte grüne Bohnen putzen, im Dampf knackig garen. 1 Schalotte und 1 Knoblauchzehe fein hacken, 1 Hand voll Champignons putzen und in feine Scheiben schneiden, alles mit 1 Portion Salatsauce (Seite 122) vermengen, mit wenig Zitronensaft abschmecken. Den Salat mit Tomatenspalten garnieren. 60 g Vollkornbrot mit 10 g pflanzlichem Brotaufstrich (Tartex) bestreichen. **Auswärts essen:** Ideal zum Mitnehmen an den Arbeitsplatz.

Kohlenhydrate          Mittagessen/Abendessen

## SELLERIESALAT MIT BORLOTTIBOHNEN

2 bis 3 Spross Stauden-/Stangensellerie in feine Scheiben schneiden, 1 Schalotte und 1 Knoblauchzehe fein hacken, alles mit 90 g gekochten Borlottibohnen (Seite 121) und 1 Portion Salatsauce (Seite 122) vermengen. Den Salat mit Sprossen garnieren. Mit 30 g Vollkornbrot servieren. **Variante:** Die Borlottibohnen durch 10 g Walnüsse/Baumnüsse ersetzen. **Auswärts essen:** Ideal zum Mitnehmen an den Arbeitsplatz.

Kohlenhydrate          Mittagessen/Abendessen

## ROTKOHLSALAT

1 Portion Rotkohl/-kabis putzen und fein hobeln. 1 säuerlichen Apfel samt Schale direkt zur Salatsauce (Seite 122) reiben, den Rotkohl dazugeben und gut vermengen. Mindestens 1 Stunde ziehen lassen. Mit 10 g gehackten Walnüssen/Baumnüssen garnieren. Mit 60 g Vollkornbrot servieren. **Auswärts essen:** Ideal zum Mitnehmen an den Arbeitsplatz.

Kohlenhydrate          Mittagessen/Abendessen

## LINSENSALAT

1 kleine Zwiebel fein hacken, 1 kleinen, ungeschälten Apfel, 1 Möhre/Karotte und 1 Stück Knollensellerie putzen und klein würfeln, 90 g gekochte Linsen (Seite 121) und 1 Portion Salatsauce (Seite 122) dazugeben, vermengen, mit Meersalz und Pfeffer abschmecken. Auf Blattsalat anrichten, mit Tomatenwürfelchen und fein gehackter Petersilie bestreuen. Mit 30 g Vollkornbrot servieren. **Variante:** Linsen durch Bohnen oder Kichererbsen ersetzen. **Auswärts essen:** Ideal zum Mitnehmen an den Arbeitsplatz.

Kohlenhydrate          Mittagessen/Abendessen

## FRISÉESALAT MIT WARMEN AUSTERNPILZEN

200 g Austernpilze in Scheiben schneiden, 1 Knoblauchzehe fein hacken, beides in 1 TL Kräuterbutter dünsten. Auf fein geschnittenem Friséesalat oder anderem Blattsalat anrichten, mit Tomatenspalten garnieren. 1 Portion Salatsauce (Seite 122) darüber träufeln. 60 g Vollkornbrot mit 10 g pflanzlichem Brotaufstrich (Tartex) bestreichen, zum Salat servieren.

| Kohlenhydrate | Mittagessen/Abendessen | **Abbildung** |
| --- | --- | --- |

## SPINATSALAT MIT AVOCADO

1 große Portion jungen Spinat, 1 fein gehackte Knoblauchzehe und 1 kleine Zwiebel sowie 1 Hand voll Gemüsepaprika-/Peperoniwürfelchen mit 1 Portion Salatsauce (Seite 122) vermengen, auf einem Teller anrichten. $1/2$ reife Avocado schälen, entsteinen und in Spalten schneiden, auf den Salat legen. Mit 60 g getoastetem Vollkornbrot servieren.

| Kohlenhydrate | Mittagessen/Abendessen |
| --- | --- |

## SOMMERSALAT

1 bis 2 Kohlrabi putzen und in Stäbchen schneiden, 1 Hand voll Cherrytomaten halbieren, 1 Bund Schnittlauch fein schneiden, zusammen mit reichlich Schnitt-/Blattsalat anrichten. 1 Portion Salatsauce (Seite 122) darüber träufeln. 10 g geröstete Haselnüsse grob hacken, über den Salat streuen. Mit 60 g Vollkornbrot servieren. **Auswärts essen:** Ideal zum Mitnehmen an den Arbeitsplatz. Die Sauce und die Nüsse separat mitnehmen.

| Kohlenhydrate | Mittagessen/Abendessen |
| --- | --- |

## ITALIENISCHER SALAT MIT KNOBLAUCHBROT

1 bis 2 Tomaten und 1 rote Zwiebel in feine Scheiben schneiden, zusammen mit 45 g gekochten weißen Bohnen anrichten, mit fein geschnittenem Basilikum bestreuen. 1 Portion Salatsauce (Seite 122) darüber träufeln. 60 g Vollkornbrot toasten, mit 1 TL Kräuterbutter und durchgepresstem Knoblauch bestreichen.

| Kohlenhydrate | Mittagessen/Abendessen |
| --- | --- |

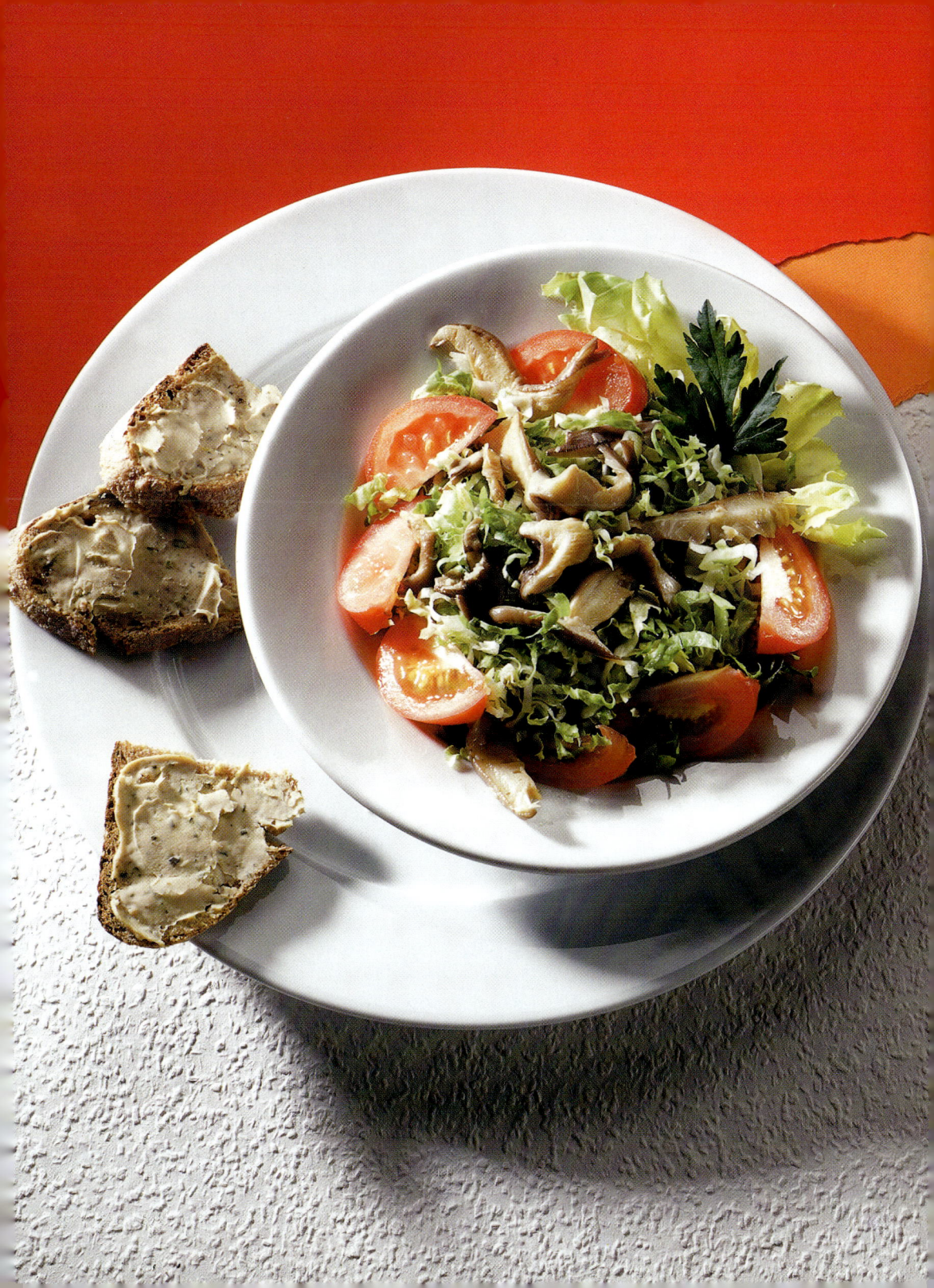

## SALATTELLER MIT KICHERERBSEN

$^1/_2$ Salatgurke samt Schale und 1 Hand voll Radieschen in Scheiben schneiden, mit reichlich Schnittsalat und 45 g gekochten Kichererbsen anrichten. 1 Schalotte und 1 Knoblauchzehe fein hacken, zusammen mit 1 EL Crème fraîche und mit 1 Portion Salatsauce (Seite 122) verrühren, über den Salat träufeln. Mit 60 g Vollkornbrot servieren. **Variante:** Kichererbsen durch gekeimte Kichererbsen ersetzen; diese in 1 TL Kräuterbutter schwenken (Crème fraîche weglassen). Die Kichererbsen können auch durch gekeimte Linsen ersetzt werden. **Auswärts essen:** Ideal zum Mitnehmen an den Arbeitsplatz. Die Sauce separat mitnehmen.

| Kohlenhydrate | Mittagessen/Abendessen |

## CHAMPIGNONS-SELLERIE-SALAT MIT BOHNEN

1 bis 2 Spross Stauden-/Stangensellerie in Scheiben schneiden, 200 g Champignons putzen und in Scheiben schneiden. Sellerie, Pilze und 45 g gekochte Kidneybohnen (Seite 121) mit 1 Portion Salatsauce (Seite 122) vermengen. Mit 60 g Vollkornbrot servieren. **Auswärts essen:** Ideal zum Mitnehmen an den Arbeitsplatz.

| Kohlenhydrate | Mittagessen/Abendessen |

## SALATTELLER MIT BROTCROÛTONS UND HASELNÜSSEN

60 g Vollkornbrot in Würfel schneiden, mit 10 g gehackten Haselnüssen in 1 TL Kräuterbutter rösten. 1 Portion Blattsalat/Rohkost, 1 Bund fein geschnittener Schnittlauch und 1 Portion Salatsauce (Seite 122) vermengen. Brotcroûtons und Nüsse darüber streuen.

| Kohlenhydrate | Mittagessen/Abendessen |

## SALATTELLER MIT GOMASIOBROT

60 g Vollkornbrot mit 1 TL Butter bestreichen, mit Radieschenscheiben belegen und mit Gomasio würzen. Einige Champignons und Radieschen putzen und in feine Scheiben schneiden, 1 großes Stück Salatgurke in Scheiben schneiden, 1 Kräutersträußchen fein hacken. Pilze, Radieschen, Gurken, Kräuter und 45 g gekochte Kichererbsen mit 1 Portion Salatsauce (Seite 122) vermengen, auf Blattsalat anrichten.

| Kohlenhydrate | Mittagessen/Abendessen |

## CHAMPIGNONS-LAUCH-TOAST

200 g Champignons und 1 kleinen Lauch putzen und in Scheiben schneiden, 1 Schalotte und 1 Knoblauchzehe fein hacken, alles in 1 TL Olivenöl extra nativ dünsten, mit Meersalz und Pfeffer würzen, mit 2 EL süßer Sahne/Rahm verfeinern, nach Belieben mit wenig Zitronensaft abschmecken 60 g Vollkornbrot toasten. Das Pilz-Lauch-Gemüse darauf verteilen. 45 g gekochte Hülsenfrüchte (Seite 121) oder 10 g Nüsse mit 1 Portion Frischkost (Seite 122) servieren.

Kohlenhydrate          Mittagessen/Abendessen

## TOAST MIT BROKKOLIGEMÜSE

1 Portion Brokkoli-Röschen im Dampf knackig garen, unter kaltem Wasser abschrecken. 1 TL Kräuterbutter und 1 durchgepresste Knoblauchzehe erwärmen, den Brokkoli darin schwenken, abschmecken mit Meersalz und Pfeffer, verfeinern mit 1 EL süßer Sahne/Rahm. 60 g Vollkornbrot toasten, den Brokkoli darauf verteilen. 10 g geröstete Haselnüsse grob hacken, über den Brokkoli streuen. **Menü:** Zusätzlich Frischkost mit 1 Portion Salatsauce (Seite 122).

Kohlenhydrate          Mittagessen/Abendessen

## GURKENBAGUETTE MIT CRÈME FRAÎCHE

60 g Vollkorn-Baguette längs durchschneiden. $1/2$ Salatgurke ungeschält in Scheiben schneiden, schuppenartig auf das Brot legen. 1 EL Crème fraîche mit Meersalz, Pfeffer und 2 durchgepressten Knoblauchzehen würzen, auf die Gurkenscheiben verteilen. Mit 10 g gerösteten Sesamsamen und nach Belieben mit fein geschnittenem Dill bestreuen. **Menü:** Zusätzlich Frischkost mit 1 Portion Salatsauce (Seite 122).

Kohlenhydrate          Mittagessen/Abendessen

## SPROSSENBROT

1 EL Crème fraîche mit Meersalz und Pfeffer würzen. Kleine Würfelchen (Brunoise) von $1/4$ rotem Gemüsepaprika/Peperoni und 10 g gehackte Sonnenblumenkerne unterrühren, auf die Brotscheiben verteilen. Großzügig mit Sprossen bestreuen. **Variante:** Sprossen durch Schnittlauch ersetzen. **Menü:** Zusätzlich Frischkost mit 1 Portion Salatsauce (Seite 122).

Kohlenhydrate          Mittagessen/Abendessen

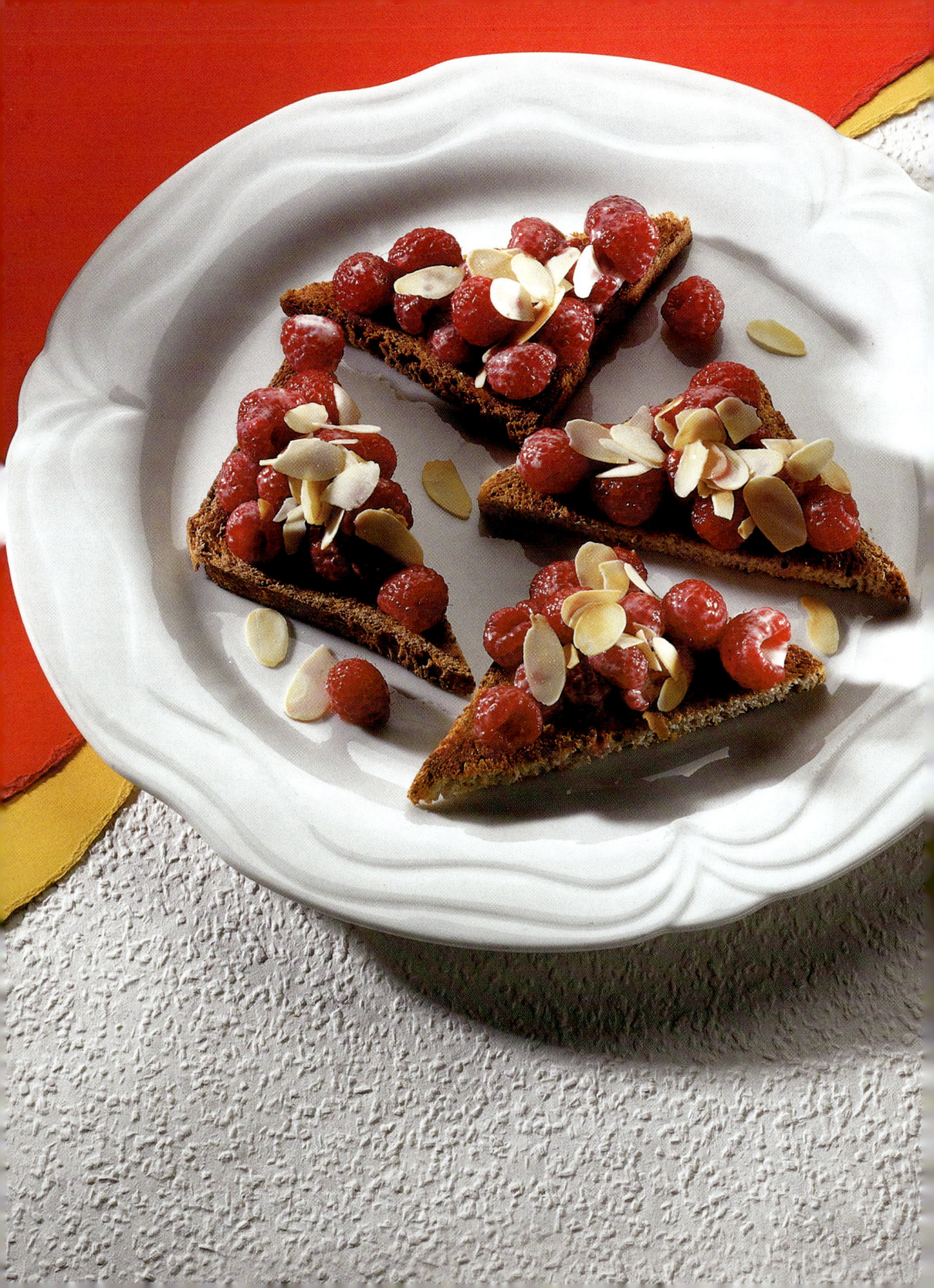

## BEERENTOAST

60 g Vollkorn-Toastbrot toasten, mit 1 EL Crème fraîche bestreichen. 100 g Beeren mit 1 TL Akazienhonig süßen, auf die Toasts verteilen. Mit 10 g grünen Pistazien oder Mandelstiften bestreuen. Sofort servieren. **Menü:** Zusätzlich Frischkost mit 1 Portion Salatsauce (Seite 122).

| Kohlenhydrate | Mittagessen/Abendessen | **Abbildung** |

## FRISCHKOST MIT SPROSSENBROT

60 g Vollkornbrot mit 10 g Tartex-Aufstrich bestreichen, mit reichlich Sprossen bestreuen. Je $1/2$ grünen und roten Gemüsepaprika/Peperoni in sehr feine Streifen, 1 Tomate in Spalten, $1/4$ Salatgurke und 1 kleine Zwiebel sowie 1 Knoblauchzehe in feine Scheiben schneiden. Das Gemüse mit 1 Portion Salatsauce (Seite 122) vermengen. Mit 4 schwarzen Oliven garnieren.

| Kohlenhydrate | Mittagessen/Abendessen |

## TOAST MIT AUSTERNPILZEN

200 g Austernpilze putzen und zerkleinern, zusammen mit 1 durchgepressten Knoblauchzehe, 1 fein gehackten Schalotte und 1 EL Wasser dünsten, mit Shoyu, Meersalz und Pfeffer würzen, 2 EL süße Sahne/Halbrahm unterrühren, warm stellen. 60 g Vollkornbrot toasten, das Pilzragout darauf verteilen. Mit gehackter Petersilie bestreuen. 45 g gekochte Hülsenfrüchte (Seite 121) mit der Frischkost (Seite 122) servieren. **Variante:** Austernpilze durch Pfifferlinge ersetzen, mit 1 gehäuften EL Crème fraîche verfeinern.

| Kohlenhydrate | Mittagessen/Abendesssen |

## ZOPF MIT NUSSAUFSTRICH

Je 1 TL Butter oder Nussmus und 1 TL Akazienhonig sowie 10 g geriebene Nüsse und 1 EL süße Sahne/Rahm verrühren, mit Vanillepulver abrunden. 60 g Vollkornzopf damit bestreichen. Mit frischen Früchten servieren. **Auswärts essen:** Ideal zum Mitnehmen an den Arbeitsplatz. **Menü:** Zusätzlich Frischkost mit 1 Portion Salatsauce (Seite 122).

| Kohlenhydrate | Mittagessen/Abendesssen |

### AVOCADOBROT

60 g Vollkornbrot toasten. $1/2$ Avocado in feine Spalten schneiden, den Toast damit belegen, wenig Zitronensaft darüber träufeln, mit Meersalz würzen, 1 TL Olivenöl extra nativ darüber träufeln. Mit Sprossen garnieren. **Menü:** Zusätzlich Frischkost mit 1 Portion Salatsauce (Seite 122).

| Kohlenhydrate | Mittagessen/Abendessen |
| --- | --- |

### BANANENBROT

60 g Vollkornbrot mit 1 TL Butter oder Nussmus bestreichen. Mit Bananenscheiben belegen. 1 TL Kakaopulver darüber streuen, mit 10 g Mandelstiften garnieren. **Menü:** Zusätzlich Frischkost mit 1 Portion Salatsauce (Seite 122).

| Kohlenhydrate | Mittagessen/Abendessen |
| --- | --- |

### CROSTINI MIT TOMATEN

60 g Vollkornbaguette in Scheiben schneiden und toasten. Frische Tomaten samt Haut klein würfeln, mit 1 TL Olivenöl extra nativ und fein geschnittenem Basilikum vermengen, mit Meersalz, Pfeffer und durchgepresstem Knoblauch würzen. Auf das Toastbrot verteilen. Mit schwarzen Oliven und 10 g gerösteten Pinienkernen garnieren. **Menü:** Zusätzlich Frischkost mit 1 Portion Salatsauce (Seite 122).

| Kohlenhydrate | Mittagessen/Abendessen |
| --- | --- |

### VOLLKORNBROT MIT KICHERERBSENMOUSSE

45 g gekochte Kichererbsen (Seite 121) mit einer Gabel fein zerdrücken, mit Zitronensaft, Cayennepfeffer, Meersalz und nach Belieben mit Kreuzkümmel und Sambal Oelek würzen, mit 1 EL Crème fraîche verfeinern. 60 g Vollkornbrot mit der Kichererbsenmousse bestreichen. Mit viel Frischkost/Salat und Sprossen servieren (Seite 122).

| Kohlenhydrate | Mittagessen/Abendessen |
| --- | --- |

### SÜSSE SCHNITTE MIT OBSTSALAT

60 g Vollkornbrot toasten, mit 1 TL Butter oder Nussmus und 1 TL Akazienhonig bestreichen, mit 10 g Mandelstiften bestreuen. 1 Portion Obstsalat mit 1 EL Crème fraîche garnieren. **Menü:** Zusätzlich Frischkost mit 1 Portion Salatsauce (Seite 122).

| Kohlenhydrate | Mittagessen/Abendessen |
| --- | --- |

## GRIESSSUPPE MIT KNOBLAUCHCROÛTONS

1 gehäuften EL Dinkel- oder Weizengrieß mit 400 ml/4 dl Gemüsebrühe unter Rühren aufkochen, auf kleinem Feuer unter zeitweiligem Rühren 15 Minuten köcheln lassen. 60 g Vollkornbrot in Würfel schneiden, mit 2 durchgepressten Knoblauchzehen in 1 TL Olivenöl extra nativ rösten. Die Suppe anrichten, die Brotcroûtons darauf verteilen. 45 g gekochte Hülsenfrüchte (Seite 121) mit der Frischkost (Seite 122) vermengen.

Kohlenhydrate          Mittagessen/Abendessen

## HÜLSENFRÜCHTE AN TOMATENSAUCE

90 g gekochte weiße Bohnen (Seite 121) und 1 Portion scharfe Tomatensauce (Seite 26) erhitzen. Mit gehackter Petersilie bestreuen. Mit 30 g Vollkornbrot servieren. **Variante:** Das Brot durch Vollkornbrotbrösel ersetzen. Dazu die Bohnen samt Sauce in eine ofenfeste Form verteilen, mit 20 g Vollkornbrotbröseln/Paniermehl bestreuen. Im vorgeheizten Backofen bei großer Oberhitze überbacken. **Menü:** Zusätzlich Frischkost mit 1 Portion Salatsauce (Seite 122).

Kohlenhydrate          Mittagessen/Abendessen

## GRÜNER SPARGEL MIT BÄRLAUCHSAUCE

300 bis 400 g grünen Spargel schälen, nur das untere Drittel, die Schnittstelle kappen, im Dampf knackig garen, etwa 10 Minuten. 1 Portion Salatsauce (Seite 122), 1 EL Crème fraîche und 1 EL süße Sahne/Halbrahm glatt rühren, mit fein geschnittenem Bärlauch und durchgepresstem Knoblauch würzen, mit Meersalz und Pfeffer abschmecken. Den Spargel zusammen mit Frischkost in der Sauce dippen. Mit 60 g getoastetem Vollkornbrot servieren.

Kohlenhydrate          Mittagessen/Abendessen

## BROKKOLI MIT TOMATENBROT

300 g Brokkoli im Dampf knackig garen, mit Meersalz und Pfeffer würzen, 1 EL Crème fraîche und 10 g geröstete Pinienkerne darüber verteilen. 60 g getoastetes Vollkornbrot mit 1 TL Butter bestreichen, Tomatenwürfelchen darauf verteilen, mit Meersalz, Pfeffer und durchgepresstem Knoblauch würzen, mit fein geschnittenem Basilikum bestreuen. **Menü:** Zusätzlich Frischkost mit 1 Portion Salatsauce (Seite 122).

Kohlenhydrate          Mittagessen/Abendessen

## ZUCCHINISUPPE

300 g Zucchini klein würfeln, 1 Schalotte und 1 Knoblauchzehe fein hacken alles in 1 TL Olivenöl extra nativ dünsten, 300 ml/3 dl Gemüsebrühe aufgießen, aufkochen und 5 Minuten auf kleinem Feuer köcheln lassen, mixen, 1 EL Crème fraîche unterrühren, mit Meersalz und Pfeffer abschmecken. 60 g Vollkornbrot mit 10 g Tartex-Aufstrich bestreichen, reichlich Sprossen darauf verteilen. **Auswärts essen:** Ideal zum Mitnehmen an den Arbeitsplatz. **Menü:** Zusätzlich Frischkost mit 1 Portion Salatsauce (Seite 122).

| Kohlenhydrate | Mittagessen/Abendessen | |
|---|---|---|

## GELBERBSENSUPPE MIT BROTCROÛTONS

30 g Gelberbsen über Nacht in Wasser einlegen, das Wasser am nächsten Tag weggießen. 1 Möhre/Karotte, 1 Spross Stauden-/Stangensellerie, 1 Zwiebel und 2 Knoblauchzehen putzen und zerkleinern, zusammen mit einigen Kümmelsamen und 1 Lorbeerblatt sowie den Gelberbsen in den Schnellkochtopf geben, mit Wasser bedecken. 12 Minuten kochen. Das Lorbeerblatt entfernen, den Topfinhalt mixen. So viel Gemüsebrühe beigeben, bis die Suppe die gewünschte Konsistenz hat, aufkochen. Mit Meersalz und Pfeffer abschmecken und 1 EL Crème fraîche verfeinern. 60 g Vollkornbrot in Würfel schneiden, mit 2 durchgepressten Knoblauchzehen in 1 TL Olivenöl extra nativ rösten. Die Suppe anrichten, die Brotcroûtons darauf verteilen, mit Kräutern bestreuen. **Menü:** Zusätzlich Frischkost mit 1 Portion Salatsauce (Seite 122).

| Kohlenhydrate | Mittagessen/Abendessen | **Abbildung** |
|---|---|---|

## GEMÜSETELLER MIT PINIENKERNEN

400 g Saisongemüse putzen, in mundgerechte Stücke schneiden, im Dampf knackig garen. 1 TL Kräuterbutter und 10 g Pinienkerne erhitzen, 1 EL süße Sahne/Halbrahm unterrühren, über das Gemüse verteilen. Mit 60 g Vollkornbrot servieren. **Variante:** Anstelle der Pinienkerne gekeimte Kichererbsen verwenden. **Menü:** Zusätzlich Frischkost mit 1 Portion Salatsauce (Seite 122).

| Kohlenhydrate | Mittagessen/Abendessen | |
|---|---|---|

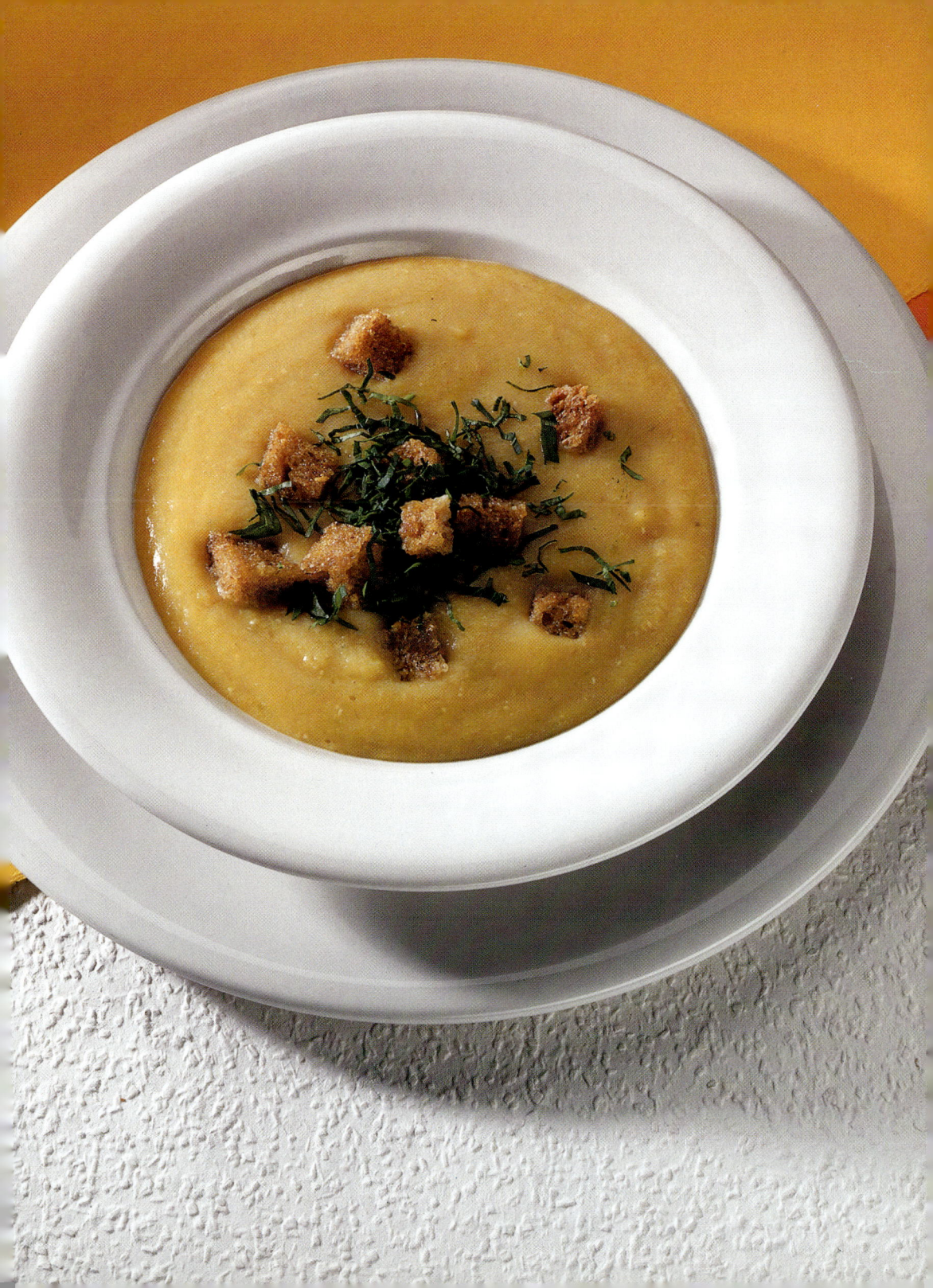

# FRUCHTMAHLZEITEN

**Höchstmenge pro Mahlzeit**

200–300 g Saisonobst oder Saisonbeeren in Kombination mit Nüssen
oder süßer Sahne oder Getreide

## APFELKUCHEN

1–2 Portionenförmchen mit kaltem Wasser ausspülen. 80 g Vollkornblätter-
teig in 1–2 Portionen teilen und rund ausrollen, in die Förmchen legen.
2 Äpfel samt Schale vierteln, entkernen und in Spalten schneiden, auf den
Teig legen. Nach Belieben mit Vanillezucker (Reformhaus) oder Zimtzucker
(Zimtpulver und Vollrohrzucker mischen) bestreuen. Die Küchlein im vorgeheizten Backofen bei 200 Grad etwa 15 Minuten backen. **Variante:** Die
Teigportionen rechteckig ausrollen, auf ein mit kaltem Wasser abgespültes
Blech legen. Die Apfelspalten auf den Teig legen. Mit Vanillezucker
bestreuen. Apfeljalousie im vorgeheizten Backofen bei 200 Grad 15 Minuten
backen. **Auswärts essen:** Ideal zum Mitnehmen an den Arbeitsplatz. **Menü:**
Zusätzlich Frischkost mit 1 Portion Salatsauce (Seite 122).

| Kohlenhydrate | Mittagessen/Abendessen | **Abbildung** |

## CORNFLAKES

6 EL Cornflakes (Reformhaus), 125 ml/1,25 dl Sojamilch, 1 TL Akazienhonig
und 10 g Rosinen vermengen. 2 Äpfel vierteln, entkernen und in Spalten
schneiden, zu den Cornflakes geben. Sofort essen. **Menü:** Zusätzlich Frischkost mit 1 Portion Salatsauce (Seite 122).

| Kohlenhydrate | Mittagessen/Abendessen |

## BIRCHERMÜSLI

2 gehäufte EL Haferflocken und 2–4 EL Wasser verrühren, einige Minuten
stehen lassen. 200 g Äpfel samt Schale dazureiben, mit Zitronensaft und
1 TL Akazienhonig abschmecken. 10 g gehackte Nüsse unterrühren. Mit 2 EL
geschlagener süßer Sahne/Rahm garnieren. **Auswärts essen:** Ideal zum Mitnehmen an den Arbeitsplatz. **Menü:** Mit Frischkost inkl. Salatsauce (Seite
122) beginnen.

| Kohlenhydrate | Mittagessen/Abendessen |

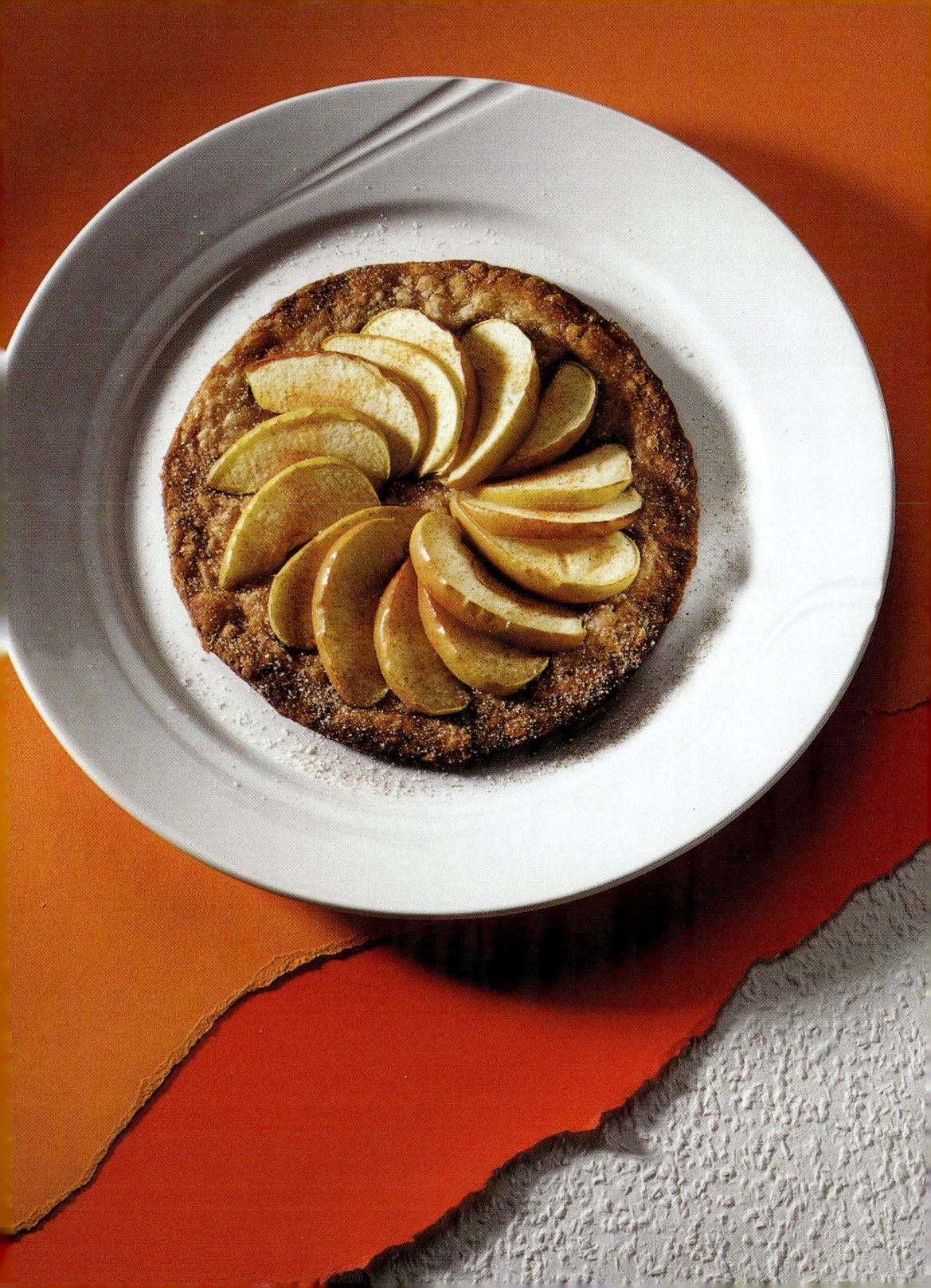

## ORANGEN-FEIGEN-SALAT

200 g Orangen schälen, auch die weißen Häutchen entfernen, quer in Scheiben schneiden, die Kerne entfernen. Die Orangenscheiben auf einem Glasteller anrichten. 20 g getrocknete Feigen in Streifen schneiden und darüber streuen. 1 TL Zitronensaft und 1 TL Akazienhonig verrühren, über die Orangen träufeln. Mit 10 g gehackten Walnüssen/Baumnüssen bestreuen. **Menü:** Mit Frischkost inkl. Salatsauce (Seite 122) beginnen.

| Kohlenhydrate | Mittagessen/Abendessen |

## HIRSECREME

25 g fein gemahlene Hirse und 150 ml/1,5 dl Wasser unter ständigem Rühren aufkochen, $^1/_2$ aufgeschlitzte Vanilleschote dazugeben, einige Minuten köcheln lassen, bis die Creme dickflüssig ist. Das Vanillemark auskratzen und unterrühren. Erkalten lassen. $^1/_2$-1 EL Akazienhonig, 200 g Himbeeren und nach Belieben 1 TL Kirsch, Himbeergeist oder Zitronensaft unter die Creme rühren. Mit 3 EL geschlagener süßer Sahne/Rahm garnieren. **Menü:** Mit Frischkost inkl. Salatsauce (Seite 122) beginnen.

| Kohlenhydrate | Mittagessen/Abendessen |

## PORRIDGE

50 g Hafer zerquetschen oder grob mahlen, mit 1 Prise Meersalz in knapp 200 ml/2 dl kochendes Wasser einrühren, auf der ausgeschalteten Wärmequelle zugedeckt 10 Minuten quellen lassen. 2 EL süße Sahne/Rahm unterrühren. Abschmecken mit 1 KL Akazienhonig und 1 Msp Vanille- oder Zimtpulver. Mit 10 g gehackten Nüssen und 40 g klein geschnittenen Dörrfrüchten bestreuen. **Menü:** Mit Frischkost inkl. Salatsauce (Seite 122) beginnen.

| Kohlenhydrate | Mittagessen/Abendessen |

## ÜBERBACKENE BANANEN

1 große, feste Banane schälen und längs halbieren, in eine mit Backpapier belegte Form legen. Die Bananenhälften mit 1 TL Akazienhonig einpinseln und 2 TL Mandelblättchen bestreuen. Im vorgeheizten Backofen bei 200 Grad 5 Minuten backen. Mit 2 EL geschlagener süßer Sahne/Rahm garnieren. Sofort servieren. **Menü:** Mit Frischkost inkl. Salatsauce (Seite 122) beginnen.

| Kohlenhydrate | Mittagessen/Abendessen |

## FRISCHKORNMÜSLI

40 g grob geschrotetes Getreide (Weizen, Dinkel, Gerste) mit 4 EL Wasser bedecken, mit einem Tuch zugedeckt mindestens 4 Stunden stehen lassen. Wenig Zitronensaft und 2 EL süße Sahne/Rahm unterrühren, 1 Apfel samt Schale dazureiben, 1 Frucht nach Wahl (Aprikose, Orange, Pfirsich usw.) klein schneiden und unterrühren. Mit 10 g Nüssen oder Samen bestreuen. **Auswärts essen:** Ideal zum Mitnehmen an den Arbeitsplatz. **Menü:** Mit Frischkost inkl. Salatsauce (Seite 122) beginnen.

| Kohlenhydrate | Mittagessen/Abendessen |
|---|---|

## ROSINEN-NUSS-MÜSLI

40 g Birchermüslimischung ohne Zucker (Reformhaus) mit 1–2 EL Wasser und nach Belieben wenig Zitronensaft verrühren. 10 g Nüsse und 20 g Rosinen unterrühren. Mit 2 EL geschlagener süßer Sahne/Rahm garnieren. **Auswärts essen:** Ideal zum Mitnehmen an den Arbeitsplatz. **Menü:** Mit Frischkost inkl. Salatsauce (Seite 122) beginnen.

| Kohlenhydrate | Mittagessen/Abendessen |
|---|---|

## ANANASSALAT

300 g Ananas schälen, die Noppen mit einem spitzen Messer herausschneiden. Die Frucht in Scheiben schneiden, diese halbieren, das harte Mittelteil entfernen. Die Scheiben in mundgerechte Stücke schneiden, mit $1/2$ TL Akazienhonig und 1 TL Kirsch vermengen. Mit 2 EL geschlagener süßer Sahne/Rahm garnieren. **Auswärts essen:** Ideal zum Mitnehmen an den Arbeitsplatz. **Menü:** Mit Frischkost inkl. Salatsauce (Seite 122) beginnen .

| Kohlenhydrate | Mittagessen/Abendessen |
|---|---|

## SÜSSE HIRSE

40 g Goldhirse in einem Sieb mit heißem Wasser überbrausen. Mit 120 ml/ 1,2 dl Wasser aufkochen, auf der ausgeschalteten Wärmequelle zugedeckt 20 Minuten quellen lassen. Mit $1/2$ EL Akazienhonig und Vanillepulver aromatisieren. 1 EL süße Sahne/Rahm und 1 Hand voll Beeren oder klein geschnittene Früchte unterrühren. Mit 10 g gehackten Mandeln bestreuen. **Menü:** Mit Frischkost inkl. Salatsauce (Seite 122) beginnen.

| Kohlenhydrate | Mittagessen/Abendessen |
|---|---|

FRUCHTMAHLZEITEN

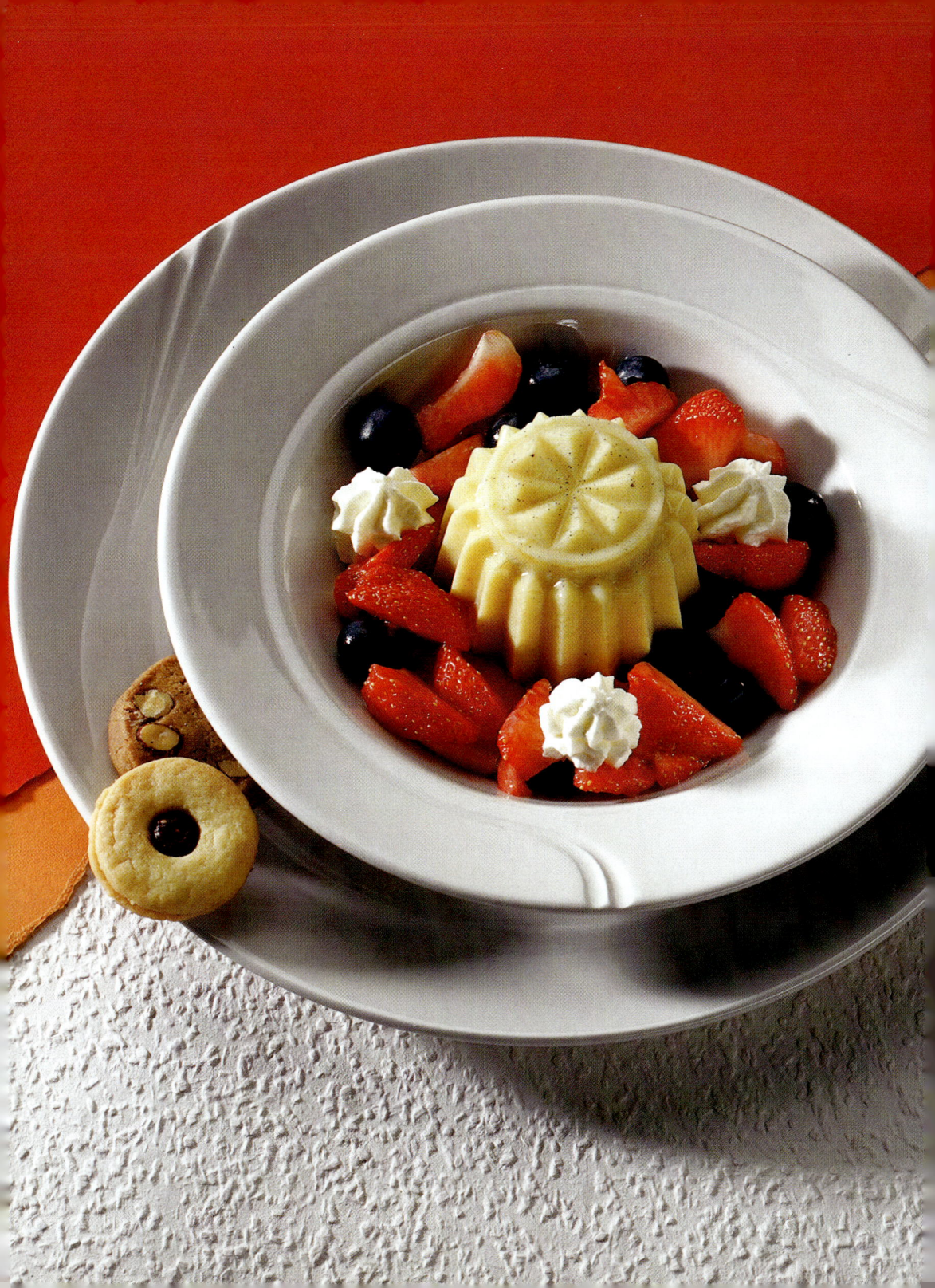

## VANILLEPUDDING (4 PORTIONEN)

1 Beutel Vanillepudding (Reformhaus) mit Sojamilch gemäß Packungsbeschrieb zubereiten. 4 Puddingförmchen mit kaltem Wasser ausspülen, mit dem Pudding füllen. Für eine Mahlzeit ein Puddingköpfchen mit 150 g Beeren/Früchten anrichten, mit 2 EL geschlagener süßer Sahne/Rahm garnieren; dazu 2 Vollkornkekse/-biskuits servieren. **Variante:** Den noch warmen Vanillepudding mit 150 Beeren in ein hohes Glas füllen, kühl stellen, garnieren mit 2 EL geschlagener süßer Sahne/Rahm und Zitronenmelisse; dazu 2 Vollkornkekse servieren. **Götterspeise:** 200 g Äpfel schälen, vierteln, entkernen und in Spalten schneiden, mit wenig Wasser zu einem Kompott kochen, mit 1 TL Akazienhonig abschmecken. Apfelkompott, 40 g Vollkornzwieback und 1 Portion Vanillepudding abwechslungsweise in eine kleine Glasschale füllen, kalt stellen. **Auswärts essen:** Ideal zum Mitnehmen an den Arbeitsplatz (Puddingköpfchen und Götterspeise). **Menü:** Mit Frischkost inkl. Salatsauce (Seite 122) beginnen.

| Kohlenhydrate | Mittagessen/Abendessen | **Abbildung** |

## BANANE IM SCHLAFROCK

80 g Vollkornblätterteig rechteckig ausrollen. 1 große, geschälte Banane in den Teig einschlagen. Das Teigpaket mit 1 TL süßer Sahne/Rahm einpinseln, mit $1/2$ TL Vanillezucker bestreuen. Im vorgeheizten Backofen bei 200 Grad 20 Minuten backen. **Menü:** Mit Frischkost inkl. Salatsauce (Seite 122) beginnen.

| Kohlenhydrate | Mittagessen/Abendessen |

## FRUCHTSALAT

1 TL Kirsch, 1 TL Zitronensaft und 1 TL Akazienhonig verrühren, 300 g klein geschnittene Saisonfrüchte dazugeben, gut vermengen. Mit 10 g gehackten Nüssen bestreuen. **Auswärts essen:** Ideal zum Mitnehmen an den Arbeitsplatz. **Menü:** Mit Frischkost inkl. Salatsauce und Gemüse nach Belieben beginnen (Seite 122).

| Kohlenhydrate | Mittagessen/Abendessen |

## ROHE APFELCREME

300 g Äpfel samt Schale fein reiben, aromatisieren mit Zitronensaft, 1 TL Akazienhonig und Vanillepulver (Reformhaus). 3 EL geschlagene süße Sahne/Rahm unterziehen. Mit 1 TL gehackten Nüssen bestreuen. **Menü:** Mit Frischkost und Gemüse nach Belieben beginnen (Seite 122).

| Kohlenhydrate | Mittagessen/Abendessen |

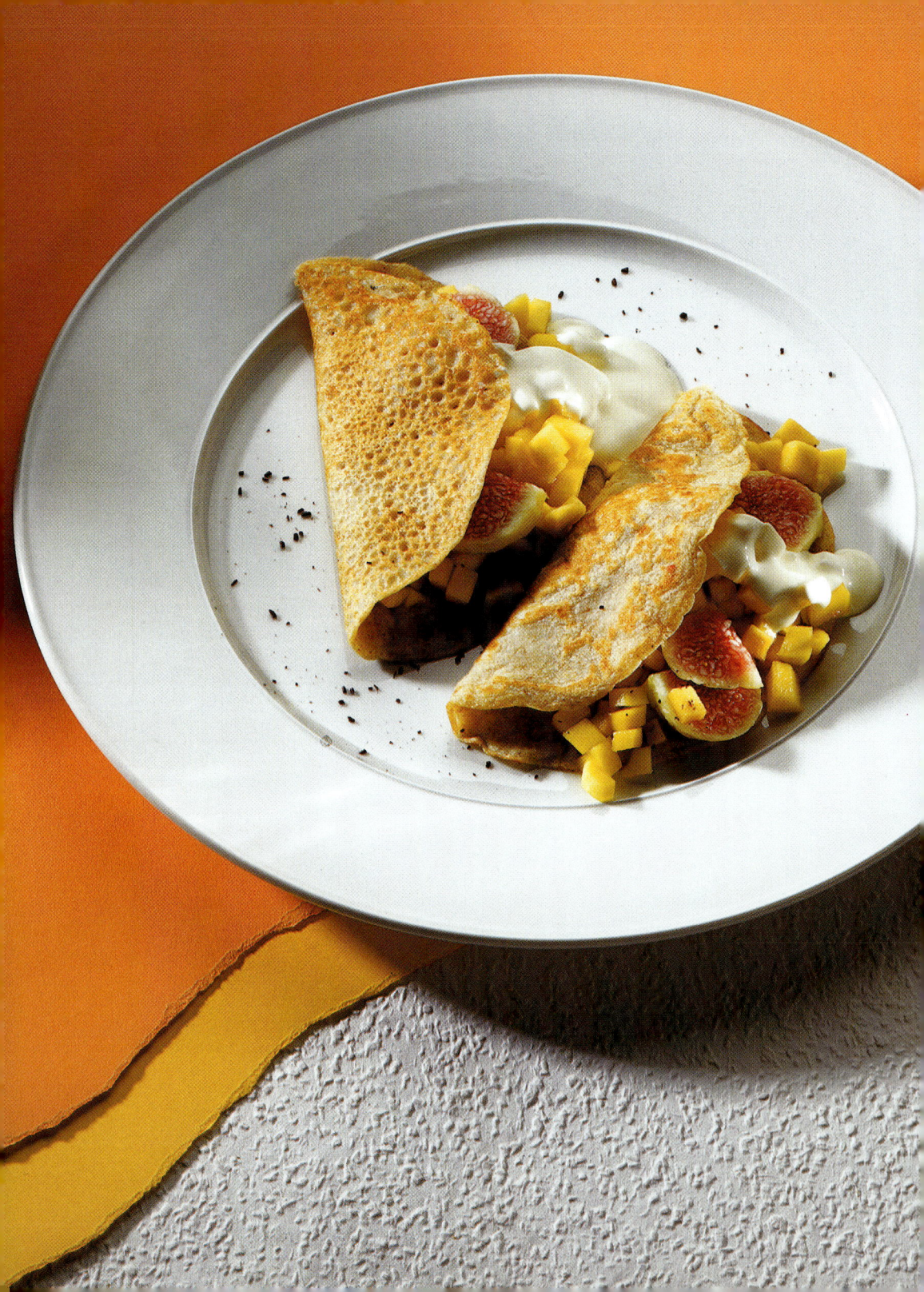

## GEFÜLLTE CRÊPES

Je 25 g Dinkel- und Buchweizenmehl, 1 KL Sojamehl, 1 TL Weinsteinback-pulver, 1 Prise Meersalz und 130 ml/1,3 dl Mineralwasser zu einem glatten Teig rühren, 15 Minuten quellen lassen. Eventuell mit wenig Mineralwasser verdünnen. Eine nicht klebende Bratpfanne mit 1 TL Öl einpinseln und auf-heizen. Den Teig in 2 bis 3 Portionen zu Crêpes braten. Mit wenig Vanille-zucker (Reformhaus) süßen, mit Beeren oder klein geschnittenen Früchten und 1 EL geschlagener süßer Sahne/Rahm füllen. **Menü:** Mit Frischkost (Seite 122) inkl. Salatsauce beginnen.

| Kohlenhydrate | Mittagessen/Abendessen | **Abbildung** |

## HIMBEERCREME

200 g Himbeeren, 180 g (1 Becher) Sojamilchjogurt und 2 TL Akazienhonig mixen, 2 EL geschlagene süße Sahne/Rahm unterziehen. Dazu 2 Vollkorn-kekse/-biskuits servieren. **Auswärts essen:** Ideal zum Mitnehmen an den Arbeitsplatz. **Menü:** Mit Frischkost inkl. Salatsauce (Seite 122) beginnen.

| Kohlenhydrate | Mittagessen/Abendessen |

## BANANENSHAKE

1 geschälte Banane, 1 EL Zitronensaft, 1/2-1 EL Akazienhonig und 125 ml/ 1,25 dl Sojamilch mixen. Je nach Konsistenz mit kohlensäurehaltigem Mineralwasser verdünnen. Den Shake in ein hohes Glas füllen. Dazu 2 Voll-kornkekse/Biskuits servieren. **Menü:** Mit Frischkost inkl. Salatsauce (Seite 122) beginnen.

| Kohlenhydrate | Mittagessen/Abendessen |

## LIMETTENEIS (4 PORTIONEN)

250 g/2,5 dl süße Sahne/Rahm steif schlagen. Abgeriebene Schale von 2 Li-metten sowie 1 EL Akazienhonig unterrühren. Die Creme in einem geeigneten Behälter im Tiefkühler fest werden lassen. 1 Portion Eiscreme mit 150 g fri-schen Beeren oder Früchten anrichten. Dazu 1 Vollkornkeks/-biskuit servieren. **Menü:** Mit Frischkost inkl. Salatsauce (Seite 122) beginnen.

| Kohlenhydrate | Mittagessen/Abendessen |

# TOFUMAHLZEITEN

**Höchstmenge pro Mahlzeit**

150 g Tofu und 40 g Brot oder

150 g Tofu und 120 g gekochtes Getreide (Reis, Dinkel, Nudeln usw.) oder

150 g Tofu und 150 g im Dampf gegarte Kartoffeln

## SALATTELLER MIT TOFU

150 g weichen Tofu (Reformhaus) und 1 Portion Salatsauce (Seite 122) mit der Gabel fein zerdrücken, mit durchgepresstem Knoblauch, Shoyu und Zitronensaft abschmecken. Auf Frischkost/Blattsalat anrichten. Mit 40 g Vollkornbrot servieren. **Auswärts essen:** Ideal zum Mitnehmen an den Arbeitsplatz.

Pflanzliches Eiweiß    Mittagessen/Abendessen

## TOFU-DIP

150 g weichen Tofu (Reformhaus) und 2 EL süße Sahne/Rahm und 2 EL Mineralwasser mixen. Pikant würzen mit Meersalz, Shoyu, Cayennepfeffer, Currypulver oder fein geriebenem Meerrettich oder fein geschnittenem Schnittlauch oder Gomasio oder 1 TL gerösteten Sesamsamen. Als Aufstrich zu 40 g Vollkornbrot oder zu 150 g in der Schale gegarten Kartoffeln (Seite 121) servieren. **Menü:** Zusätzlich Frischkost mit 1 Portion Salatsauce (Seite 122).

Pflanzliches Eiweiß    Mittagessen/Abendessen

## ROTER TOFU-DIP

150 g weichen Tofu (Reformhaus), 2 EL saure Sahne/Sauerrahm, 2 EL Mineralwasser, 1 EL Ketschup und wenig Zitronensaft mixen, würzen mit Dijonsenf, Meersalz und Pfeffer. Passt zu Brüsseler Endivie und Frischkost, in Kombination mit 150 g in der Schale gegarten Kartoffeln (Seite 121) oder 40 g Vollkornbrot.

Pflanzliches Eiweiß    Mittagessen/Abendessen

## GRIECHISCHER SALAT MIT TOFU

150 g klein gewürfelten Tofu (Reformhaus), Tomatenspalten, Salatgurken-
und Zwiebelscheiben, gelbe Gemüsepaprika/-Peperonistreifen, 4 schwarze
Oliven und reichlich fein gehackte frische Kräuter mit 1 Portion Salatsauce
(Seite 122) vermengen. Auf Blattsalat anrichten. Mit 40 g Vollkornbrot servieren. **Auswärts essen:** Ideal zum Mitnehmen an den Arbeitsplatz.

Pflanzliches Eiweiß    Mittagessen/Abendessen

## SANDWICH MIT TOFUBURGER

60 g Vollkornbrötchen durchschneiden, mit Dijonsenf bestreichen. Füllen mit
Blattsalat, 1 Tofuburger (Reformhaus), Sprossen, Tomatenscheiben und
Essiggurke. **Auswärts essen:** Ideal zum Mitnehmen an den Arbeitsplatz.
**Menü:** Zusätzlich Frischkost mit 1 Portion Salatsauce (Seite 122).

Pflanzliches Eiweiß    Mittagessen/Abendessen

## GEBRATENER TOFU AUF BLATTSALAT

150 g Tofu (Reformhaus) in Würfel schneiden und gut würzen, mit durchgepresstem Knoblauch in 1 TL Kräuterbutter braten. 40 g Vollkornbrotbrö-
sel/-paniermehl dazugeben und rührbraten. Schnittsalat/Wildsalat/Blattsalat
mit 1 Portion Salatsauce (Seite 122) vermengen. Den noch heißen Burger
darauf anrichten. Sofort servieren.

Pflanzliches Eiweiß    Mittagessen/Abendessen

## TOFUBURGER

150 g weichen Tofu (Reformhaus) mit der Gabel zerdrücken, wenig gehackte Zwiebeln, durchgepressten Knoblauch, fein gehackte Kräuter und 1 EL
fein geriebene Möhren/Karotten unterrühren. Würzen mit Shoyu, Meersalz,
Cayennepfeffer und Gemüsebrühepulver. Den Tofu mit 120 g sehr weich
gegartem Naturreis (Seite 119) oder 40 g feinen Haferflocken gut vermengen.
Kleine Burger formen, zwischen den Handflächen gut pressen. Die Burger
in 1 TL Olivenöl extra nativ beidseitig langsam braten. **Auswärts essen:**
Ideal zum Mitnehmen an den Arbeitsplatz. **Menü:** Zusätzlich Frischkost mit
1 Portion Salatsauce (Seite 122).

Pflanzliches Eiweiß    Mittagessen/Abendessen

## GEMÜSEBRÜHE MIT TOFUSTREIFEN

150 g Tofu (Reformhaus) in feine Streifen schneiden, in 1 TL Olivenöl extra nativ braten, auf die Seite legen. In der gleichen Pfanne 300–400 ml/3–4 dl Gemüsebrühe und zerkleinertes Gemüse wie Möhren/Karotten, Knollensellerie, Lauch, Kohlrabi usw. aufkochen, köcheln lassen, bis das Gemüse gar ist. Die Tofustreifen beifügen, einige Minuten ziehen lassen. Abschmecken. Mit 40 g Vollkornbrot servieren. **Menü:** Zusätzlich Frischkost mit 1 Portion Salatsauce (Seite 122).

| Pflanzliches Eiweiß | Mittagessen/Abendessen | **Abbildung** |

## SAUCE BOLOGNESE

150 g Tofu (Reformhaus) mit der Gabel grob zerdrücken. Tofu, 1 kleine Dose gehackte Pelati, 1 kleine fein gehackte Zwiebel und 1 fein gehackte Knoblauchzehe aufkochen, 10 Minuten köcheln lassen. $1/2$ EL Tomatenmark und fein geschnittenes Basilikum unterrühren. Würzen mit Meersalz und Pfeffer, verfeinern mit 1 EL süßer Sahne/Rahm. Mit 120 g gekochtem Naturreis (Seite 119) oder 120 g gekochten Nudeln oder 40 g Vollkornbrot servieren. **Menü:** Zusätzlich Frischkost mit 1 Portion Salatsauce (Seite 122).

| Pflanzliches Eiweiß | Mittagesse/Abendessen |

## PANIERTES TOFUSCHNITZEL

150 g Tofu (Reformhaus) in Scheiben schneiden, würzen mit 1 EL Shoyu und durchgepresstem Knoblauch. Die Tofuscheiben in 20 g Mehl wenden, gut andrücken, in 2 TL Olivenöl extra nativ beidseitig langsam braten. Mit Zitronenspalten garnieren. **Auswärts essen:** Ideal zum Mitnehmen an den Arbeitsplatz. **Menü:** Zusätzlich Frischkost mit 1 Portion Salatsauce und gedämpftes Gemüse nach Belieben (Seite 122).

| Pflanzliches Eiweiß | Mittagessen/Abendessen |

## REISPFANNE MIT TOFU

150 g Tofu (Reformhaus) mit der Gabel zerdrücken, 1 durchgepresste Knoblauchzehe und wenig gehackte Schalotten untermischen, kräftig würzen mit Shoyu und Pfeffer. Den Tofu in 1 TL Olivenöl extra nativ braten, 120 g gekochten Naturreis und reichlich fein gehackte frische Kräuter dazugeben, kurz weiterbraten. Mit Gomasio bestreuen. **Menü:** Zusätzlich Frischkost mit 1 Portion Salatsauce und gedämpftes Gemüse nach Belieben (Seite 122).

| Pflanzliches Eiweiß | Mittagessen/Abendessen |

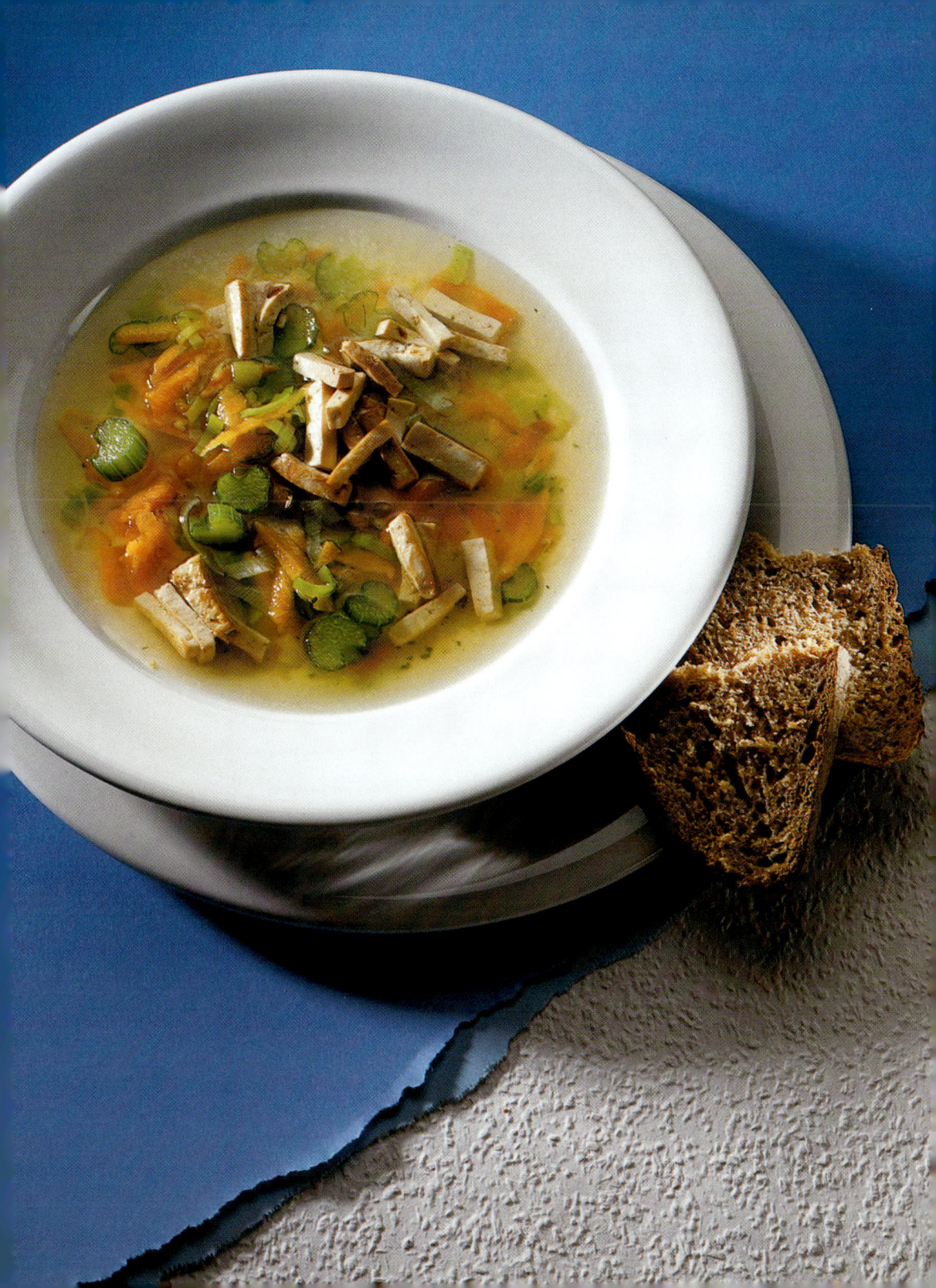

## CURRY-TOFU MIT REISKÖPFCHEN UND FRÜCHTEN

120 g gekochten Naturreis (Seite 119) in eine Tasse füllen und gut andrücken, im heißen Wasserbad erwärmen. 150 g Tofu (Reformhaus) in Würfel schneiden. Die Tofuwürfel in 1 TL Öl braten, mit Curry, Meersalz und Pfeffer kräftig würzen, einige EL Gemüsebrühe und 1 EL süße Sahne/Rahm angießen, kurz köcheln lassen. 1/2 Banane längs halbieren, in 1 TL Butter braten. Das Reisköpfchen auf einen Teller stürzen, den Curry-Tofu und die Bananen dazugeben. **Variante:** Zusätzlich Ananasstückchen (1 Scheibe) und 1/2 EL Rosinen uner den Tofu mischen. **Menü:** Zusätzlich Frischkost mit 1 Portion Salatsauce (Seite 122).

| Pflanzliches Eiweiß | Mittagessen/Abendessen | **Abbildung** |

## TOAST MIT TOFUGESCHNETZELTEM

150 g Tofu (Reformhaus) in Streifen schneiden und gut würzen, in 1 TL Olivenöl extra nativ braten, 1 fein gehackte kleine Zwiebel und 1 Hand voll Champignonsscheiben mitdünsten, 1 TL Mehl darüber streuen, einige EL Gemüsebrühe angießen, 2 bis 3 Minuten köcheln lassen. Verfeinern mit 2 EL trockenem Weißwein und 2 EL süßer Sahne/Rahm. Nochmals kurz köcheln lassen. Auf 40 g getoastetem Vollkornbrot anrichten, mit fein gehackten Kräutern bestreuen. **Variante:** Das Brot durch 120 g gegarten Naturreis/Nudeln oder 1 Vollkornpastetchen ersetzen. **Menü:** Zusätzlich Frischkost mit 1 Portion Salatsauce und gedämpftes Gemüse nach Belieben (Seite 122).

| Pflanzliches Eiweiß | Mittagessen/Abendessen |

## TOFU-RAVIOLI

125 g Tofu-Ravioli (Reformhaus) gemäß Packungsbeschrieb kochen, abgießen, mit 1 TL Butter und Meersalz abschmecken, mit fein geschnittenem Schnittlauch bestreuen. Die Ravioli können auch in 400 ml/4 dl kräftiger Gemüsebrühe zusammen mit feinen Gemüsestreifen gegart und als Suppe serviert werden. **Auswärts essen:** Ideal zum Mitnehmen an den Arbeitsplatz. **Menü:** Zusätzlich Frischkost mit 1 Portion Salatsauce und gedämpftes Gemüse nach Belieben (Seite 122).

| Pflanzliches Eiweiß | Mittagessen/Abendessen |

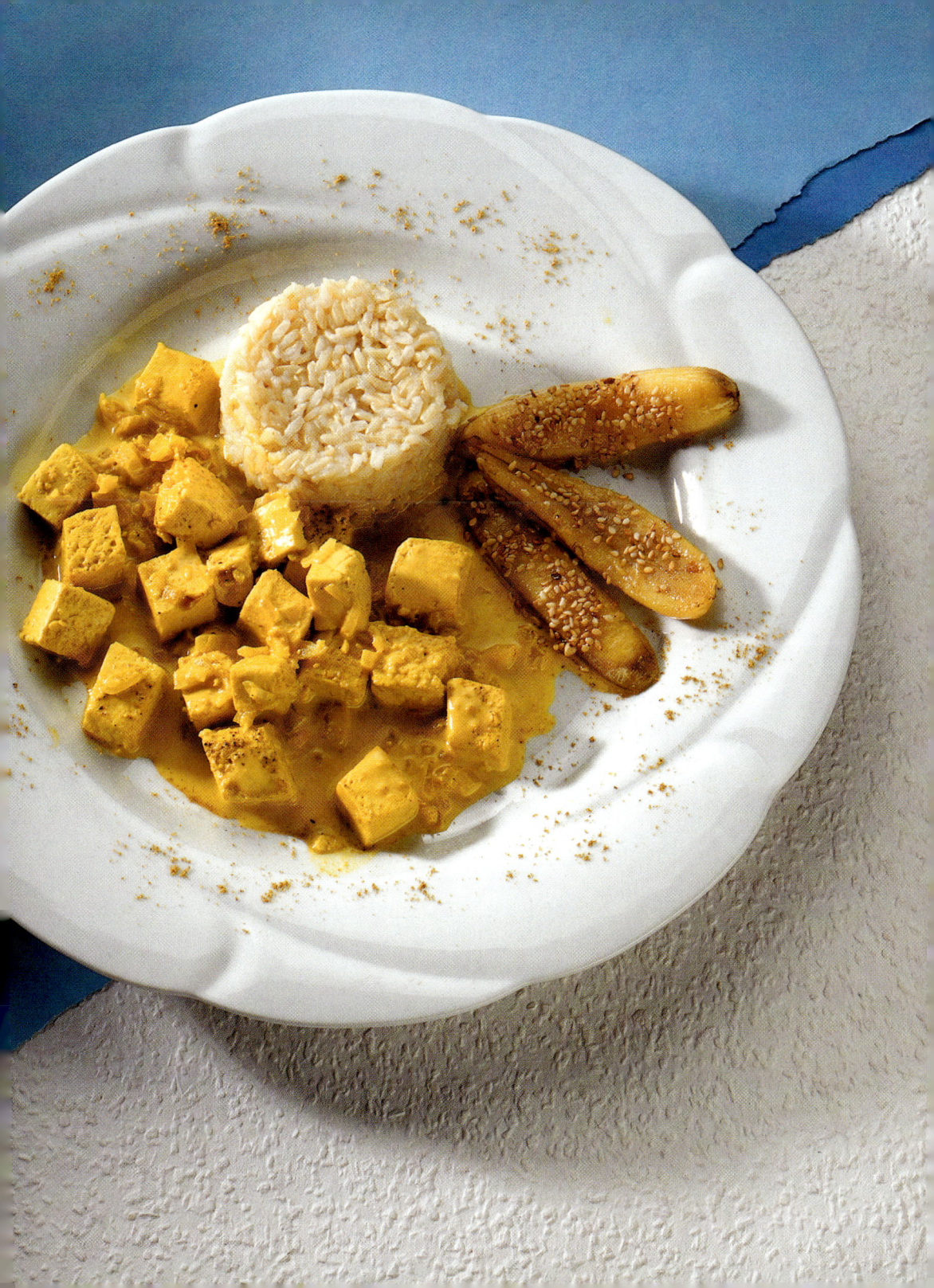

## RÜHRGEBRATENER TOFU

150 g weichen Tofu (Reformhaus) mit der Gabel zerdrücken, in 1 TL Olivenöl extra nativ rührbraten, gut würzen mit Meersalz, Pfeffer, Sambal Oelek und Chilipulver. Mit 120 g gekochtem Naturreis (Seite 119) oder 120 g gekochten Nudeln oder 40 g getoastetem Vollkornbrot servieren. **Menü:** Zusätzlich Frischkost mit 1 Portion Salatsauce und gedämpftes Gemüse nach Belieben (Seite 122).

Pflanzliches Eiweiß     Mittagessen/Abendessen

## SÜSSE TOFUCREME

150 g weichen Tofu (Reformhaus) in Würfel schneiden, zusammen mit 2 EL süßer Sahne/Rahm, wenig Mineralwasser und wenig Zitronensaft oder Likör und $^1/_2$-1 EL Akazienhonig mixen. Dazu 4 Vollkornkekse/-biskuits servieren. **Varianten:** Zusätzlich frische Früchte oder 40 g Birchermüsli-Mischung (ohne Zucker) oder 1 geriebenen Apfel (samt Schale) oder $^1/_2$ Banane und 1 Msp Vanillepulver (mitmixen) oder 1 KL Kakaopulver (mitmixen) oder 1 Hand voll Erdbeeren und 1 TL Kirsch (mitmixen) dazugeben. **Menü:** Zusätzlich Frischkost mit 1 Portion Salatsauce (Seite 122).

Pflanzliches Eiweiß     Mittagessen/Abendessen

## SÜSSE LIMETTENCREME

150 g weichen Tofu (Reformhaus) in Würfel schneiden, zusammen mit 2 EL süßer Sahne/Rahm, $^1/_2$-1 EL Akazienhonig, Saft und abgeriebene Schale von $^1/_2$ bis 1 unbehandelten Limette mixen. Kühl stellen. Dazu 4 Vollkornkekse/-biskuits servieren. **Menü:** Zusätzlich Frischkost mit 1 Portion Salatsauce (Seite 122).

Pflanzliches Eiweiß     Mittagessen/Abendessen

## SCHOKOLADECREME

150 weichen Tofu (Reformhaus), 2 EL süße Sahne/Rahm, 2–3 EL Mineralwasser, 2 TL Kakaopulver (ohne Zucker), 1 Msp Vanillepulver und $^1/_2$–1 EL Akazienhonig zu einer cremigen Masse pürieren. Dazu 4 Vollkornkekse/-biskuits oder 20 g Hafernüsschen servieren. **Menü:** Zusätzlich Frischkost mit 1 Portion Salatsauce (Seite 122).

Pflanzliches Eiweiß     Mittagessen/Abendessen

# EIWEISS-FRÜHSTÜCK

**Zusätzlich erlaubt**

1 Tasse Bohnen- oder Getreidekaffee oder Tee
mit 1 EL süßer Sahne/Rahm auf Wunsch

## MILCH-JOGURT-FRUCHT-MÜSLI

50 ml/0,5 dl Milch, 1 Becher (180 g) Vollmilchjogurt (oder Sauermilch oder Kefir) und 150 g ganze oder klein geschnittene Saisonfrüchte mixen. Mit 1 TL Samen (Leinsamen, Sesamsamen) bestreuen. **Kuhmilch-Allergiker:** Sojaprodukte (Reformhaus) verwenden.

| Tierisches Eiweiß | Frühstück |

## JOGURT-FRUCHT-MÜSLI

180 g Vollmilchjogurt und 150 g ganze oder klein geschnittene Saisonfrüchte mischen. Mit 1 TL Samen (Leinsamen, Sesamsamen) bestreuen. 50 ml/ 0,5 dl Milch separat trinken. **Kuhmilch-Allergiker:** Sojaprodukte (Reformhaus) verwenden.

| Tierisches Eiweiß | Frühstück |

## MILCHSHAKE

200 ml/2 dl Milch und 150 g ganze oder klein geschnittene Saisonfrüchte/ Beeren, 1 TL Mandelpüree und 1 Msp Vanillepulver pürieren.

| Tierisches Eiweiß | Frühstück |

## MUNTERMACHERDRINK

125 ml/1,25 dl Milch, 180 g Vollmilchjogurt oder Sauermilch, 1/2 möglichst braunschalige Banane, 50 g Saisonfrüchte (Obst, Beeren) oder 1/2 Banane zusätzlich,1 TL Nussmus und nach Belieben wenig Zitronensaft und 1 TL Hefeflocken pürieren. Nach Belieben mit Mineralwasser verdünnen.

| Tierisches Eiweiß | Frühstück |

# MILCHPRODUKTE-MAHLZEITEN

**Höchstmenge pro Mahlzeit**

60 g Käse oder

60 g Vollfettquark oder 120 g Halbfettquark oder 180 g Magerquark oder

180 g Vollmilchjogurt oder

180 g Cottage Cheese/Hüttenkäse oder

200 ml/2 dl Vollmilch/Sauermilch

## ROHKOST MIT KÄSE

60 g Hart- oder Halbhartkäse in Scheiben, Stäbchen oder Würfel schneiden. 1 Hand voll Radieschen, 2 geputzte Möhren/Karotten und 1/2 geschälte Salatgurke in mundgerechte Stücke schneiden, mit dem Käse anrichten. 1 Portion Salatsauce (Seite 122) darüber träufeln. **Tipp:** Der Hartkäse kann auch mit dem Gemüsehobel gehobelt werden. **Auswärts essen:** Ideal für die Verpflegung am Arbeitsplatz.

Tierisches Eiweiß · Mittagessen

## VEGI-DIP

30 g geriebenen Hartkäse, 2 EL Cottage Cheese/Hüttenkäse und 1 EL süße Sahne/Rahm gut vermengen. Mit Meersalz und Pfeffer und/oder Kümmelsamen würzen. Mit Frischkost servieren. **Auswärts essen:** Ideal zum Mitnehmen an den Arbeitsplatz.

Tierisches Eiweiß · Mittagessen

## FRISÉESALAT MIT WÜRZIGEM SCHAFSKÄSE

1/4 Friséesalat in die einzelnen Blätter zerlegen, auf einem Teller auslegen. Mit 60 g dünnen Schafskäsescheiben belegen. 1–2 Knoblauchzehen fein hacken, zusammen mit 1 EL gehackten Kräutern über den Käse streuen. 1 Portion Salatsauce (Seite 122) darüber träufeln, mit schwarzem Pfeffer abschmecken. Mit Tomatenspalten garnieren.

Tierisches Eiweiß · Mittagessen

## GEMÜSESALAT MIT FETA

$^1/_2$ Salatgurke nach Belieben schälen und in feine Scheiben schneiden, $^1/_2$ gelben Gemüsepaprika/Peperoni entkernen, Stielansatz entfernen, in Streifen schneiden, 1 Frühlingszwiebel in Scheiben schneiden, 1 sonnengereifte Tomate achteln, alles mit 1 TL gehackter Petersilie und 1 Portion Salatsauce (Seite 122) mischen. 60 g Fetakäse würfeln und darüber verteilen. Mit Pfeffer würzen. **Tipp:** Für diesen Salat eignen sich auch andere Käsesorten. **Auswärts essen:** Ideal für die Verpflegung am Arbeitsplatz.

Tierisches Eiweiß          Mittagessen

## TOMATEN MIT MOZZARELLA UND BASILIKUM

1–2 sonnengereifte, große Tomaten in Scheiben, 60 g Mozzarella in dünne Scheiben, einige Basilikumblätter in Streifen schneiden. Den Käse und die Tomaten abwechslungsweise auf einem Teller anrichten, die Basilikumstreifen darüber streuen, mit 1 Portion Salatsauce (Seite 122) beträufeln.

Tierisches Eiweiß          Mittagessen

## TOMATEN-ZUCCHINI-SALAT

60 g Mozzarella in dünne Scheiben schneiden. Je 150 g sonnengereifte Tomaten und junge Zucchini oder Salatgurke in Scheiben schneiden, mit dem Käse abwechslungsweise auf einem Teller anrichten. 1 Portion Salatsauce (Seite 122) darüber träufeln. Mit schwarzem Pfeffer würzen, mit Basilikumblättchen garnieren.

Tierisches Eiweiß          Mittagessen

## ROHKOST MIT ROQUEFORTDIP

60 g Roquefort oder einen anderen Blauschimmelkäse und 2 EL saure Sahne/Sauerrahm mit der Gabel zerdrücken, mit schwarzem Pfeffer würzen. Zum Dippen Stangen-/Staudensellerie, Möhren/Karotten, Kohlrabi, Rettich, Fenchel usw. putzen und in mundgerechte Stücke schneiden. **Auswärts essen:** Ideal für die Verpflegung am Arbeitsplatz.

Tierisches Eiweiß          Mittagessen

KÄSE, QUARK, JOGURT

## FRÜCHTE-KÄSE-TELLER

60 g Hartkäse in Stäbchen schneiden, auf einem Teller anrichten. Mit Peffer würzen. Mit 300 g Saisonfrüchten wie Traubenbeeren, Birnen, Orangen usw. servieren. **Variante:** Hartkäse durch Hobelkäse ersetzen. **Auswärts essen:** Ideal für die Verpflegung am Arbeitsplatz.

| Tierisches Eiweiß | Mittagessen | **Abbildung** |
|---|---|---|

## GEFÜLLTE HONIGMELONE

$^1/_2$ Honigmelone entkernen, das Fruchtfleisch mit einem Kugelausstecher portionieren, 1 Möhre/Karotte putzen, mit dem Sparschäler Streifen abziehen und diese längs halbieren, 1 sonnengereifte Tomate und 60 g Hartkäse klein würfeln, alles mit 1 Portion Salatsauce (Seite 122) vermengen, den Salat in die Melonenschale füllen.

| Tierisches Eiweiß | Mittagessen |
|---|---|

## GRIECHISCHER SALAT

60 g Schafskäse in kleine Würfel, 1 kleine Salatgurke ungeschält in feine Scheiben, 2 Frühlingszwiebeln und 1 Knoblauchzehe ebenfalls in feine Scheiben schneiden, alles mit 1 Portion Salatsauce (Seite 122) vermengen. Mit Tomatenspalten garnieren. Mit schwarzem Pfeffer würzen. **Auswärts essen:** Ideal für die Verpflegung am Arbeitsplatz. Die Salatsauce separat mitnehmen.

| Tierisches Eiweiß | Mittagessen |
|---|---|

## GURKEN-PAPRIKA-SALAT MIT FETA

60 g Fetakäse in Würfel schneiden. $^1/_2$ Salatgurke samt Schale in Scheiben schneiden, 1 roten Gemüsepaprika/Peperoni halbieren, den Stielansatz und die Kerne entfernen, in Quadrate schneiden. Das Gemüse mit dem Käse auf einem Teller anrichten. Mit 3 schwarzen Oliven aus dem Glas garnieren. 1 Portion Salatsauce (Seite 122) darüber träufeln. Mit Pfeffer abschmecken. **Auswärts essen:** Ideal zum Mitnehmen an den Arbeitsplatz. Die Sauce separat mitnehmen.

| Tierisches Eiweiß | Mittagessen |
|---|---|

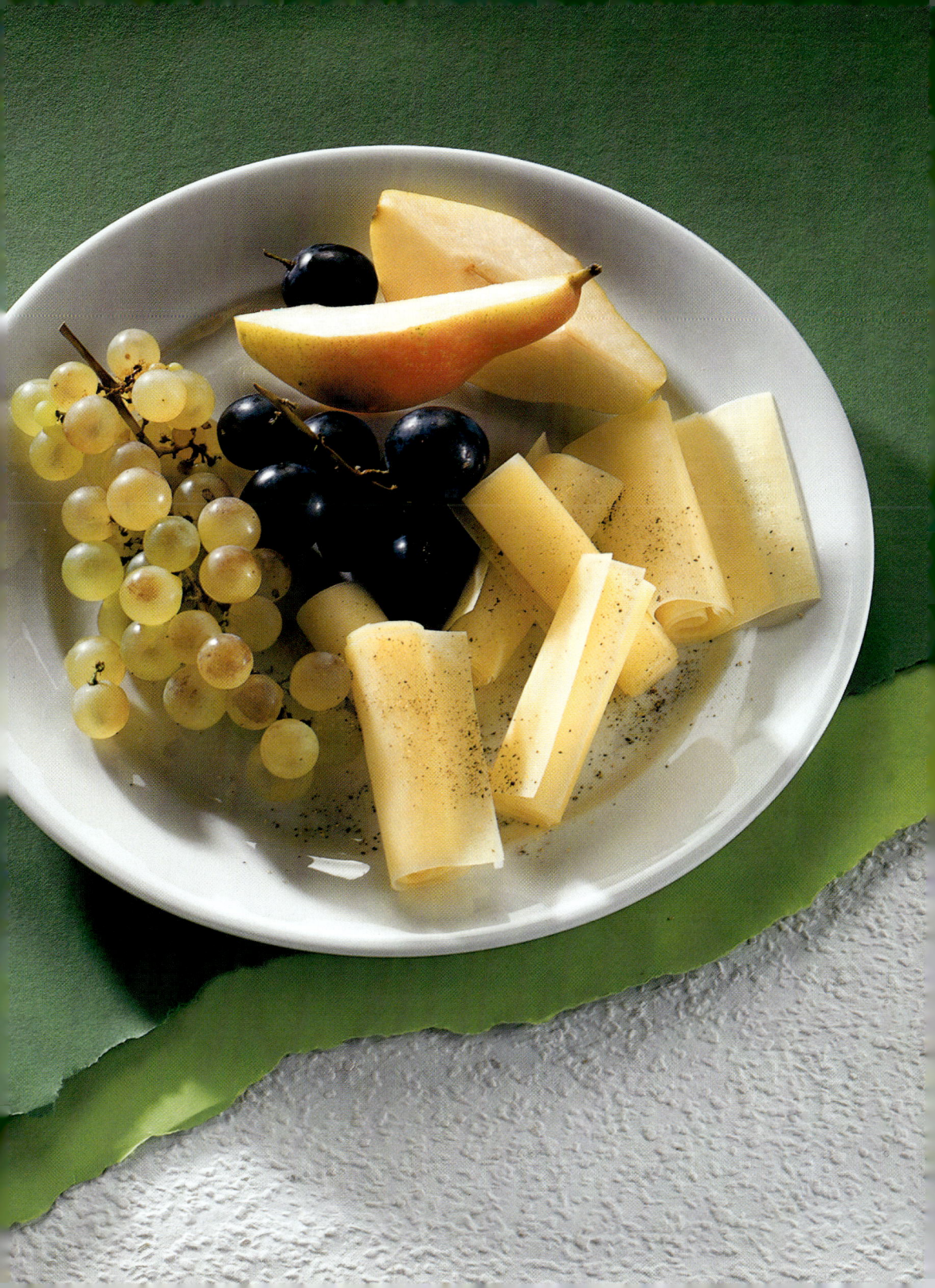

## GRÜNE BOHNEN MIT GEHOBELTEM KÄSE

300 g feine grüne Bohnen putzen und im Dampf knackig garen, 15 bis 20 Minuten (im Schnellkochtopf 5 Minuten). Die Bohnen mit kaltem Wasser abschrecken, würzen mit Meersalz, Pfeffer, fein gehacktem Bohnenkraut, frisch geriebener Muskatnuss oder Zitronensaft. 60 g Sbrinz oder Parmesan fein hobeln, über die Bohnen streuen. **Auswärts essen:** Ideal für die Verpflegung am Areitsplatz.

| Tierisches Eiweiß | Mittagessen | **Abbildung** |
| --- | --- | --- |

## TOMATEN-BOHNEN-SALAT

60 g Mozzarella in Würfel schneiden, 1 sonnengereifte Fleischtomate achteln, 1 kleine Zwiebel in Scheiben schneiden, zusammen mit 150 g gekochten grünen Bohnen, 1 durchgepressten Knoblauchzehe und fein gehackter Petersilie mit 1 Portion Salatsauce (Seite 122) vermengen. **Auswärts essen:** Ideal zum Mitnehmen an den Arbeitsplatz. Die Sauce separat mitnehmen.

| Tierisches Eiweiß | Mittagessen |
| --- | --- |

## GEMÜSE-RACLETTE

250 g Saisongemüse putzen und zerkleinern, im Dampf knackig garen, mit Meersalz und Pfeffer würzen. 60 g Raclettekäse-Scheiben auf das Gemüse legen, im vorgeheizten Backofen bei 220 Grad Oberhitze schmelzen. Nach Belieben mit Paprikapulver und Pfeffer würzen. Sofort servieren. **Variante:** Den Käse vor dem Überbacken mit feinen Zwiebelscheiben belegen. **Menü:** Zusätzlich Frischkost mit 1 Portion Salatsauce (Seite 122).

| Tierisches Eiweiß | Mittagessen |
| --- | --- |

## ÜBERBACKENER FENCHEL

300–400 g Fenchelknollen putzen und längs halbieren oder vierteln, im Dampf knackig garen, etwa 20 Minuten (Schnellkochtopf 4 bis 6 Minuten). Den Fenchel mit 60 g geriebenem Käse (z. B. Greyerzer, Emmentaler) bestreuen, im vorgeheizten Backofen bei 220 Grad Oberhitze schmelzen lassen. Mit Pfeffer abschmecken. **Menü:** Zusätzlich Frischkost mit 1 Portion Salatsauce (Seite 122).

| Tierisches Eiweiß | Mittagessen |
| --- | --- |

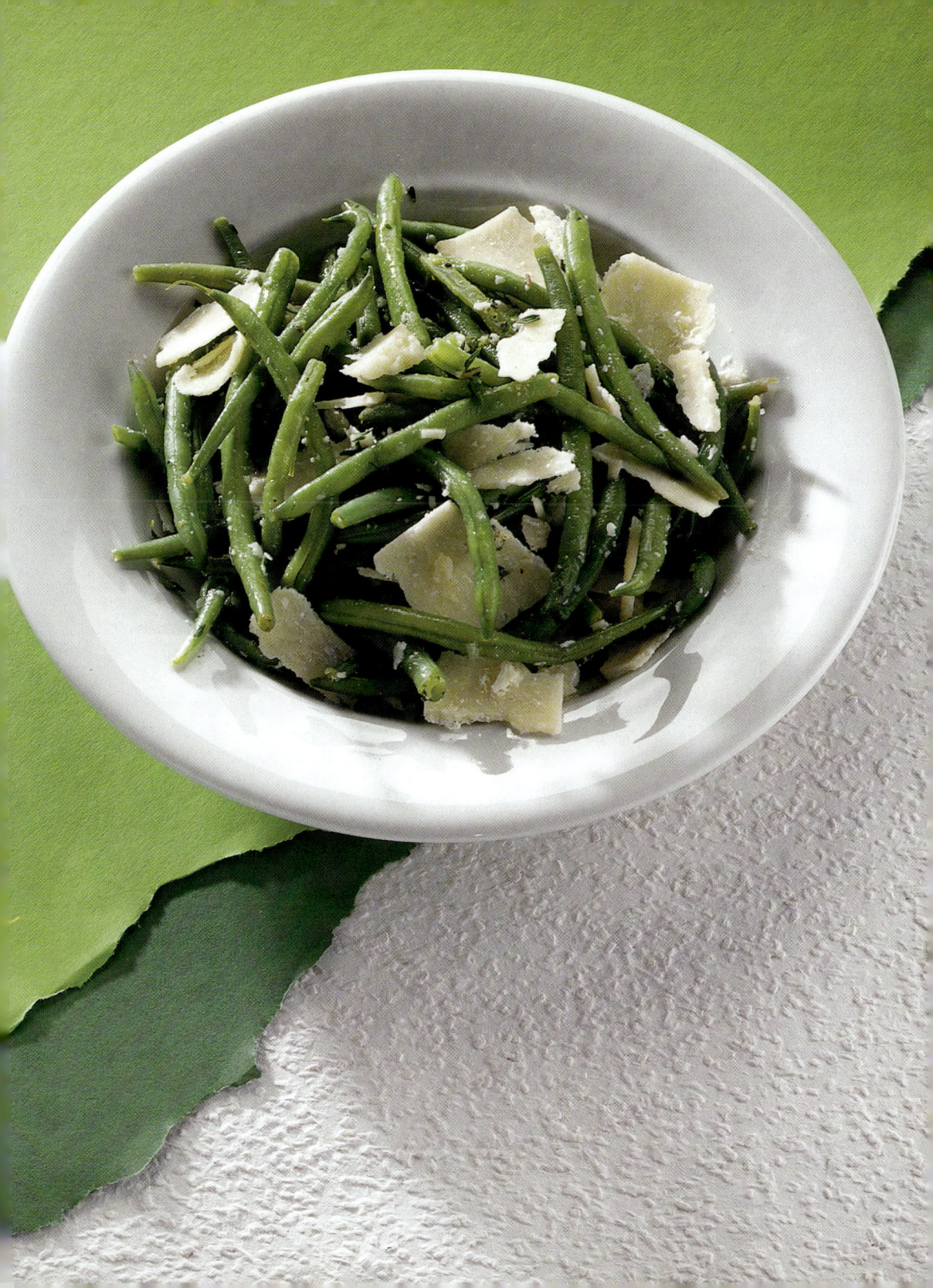

## TOMATEN, MIT ZIEGENKÄSE ÜBERBACKEN

1 große Tomate halbieren. 60 g Ziegen- oder Provolonekäse in 2 Scheiben schneiden, auf die Schnittflächen legen, im vorgeheizten Backofen bei 220 Grad kurz überbacken. Mit Pfeffer würzen und mit Brunnenkresse garnieren. **Menü:** Zusätzlich Frischkost mit 1 Portion Salatsauce (Seite 122).

Tierisches Eiweiß        Mittagessen

## GEDÄMPFTE AUBERGINEN

300 g Auberginen samt Schale in große Würfel schneiden, im Dampf 5 bis 10 Minuten garen, bis das Fleisch weich ist. Die Gemüsewürfel in der Pfanne mit je $^1/_2$–1 EL Shoyu und Essig sowie Meersalz und Pfeffer würzen. 60 g grob geriebenen Hartkäse darüber streuen, auf der ausgeschalteten Wärmequelle zugedeckt 1 bis 2 Minuten stehen lassen, damit der Käse schmelzen kann. **Menü:** Zusätzlich Frischkost mit 1 Portion Salatsauce (Seite 122).

Tierisches Eiweiß        Mittagessen

## BUNTE GEMÜSESUPPE MIT KÄSEWÜRFELN

300 g Saisongemüse (ohne Kartoffeln) putzen und in Würfel schneiden, in 400 ml/4 dl Gemüsebrühe weich kochen, etwa 20 Minuten (im Schnellkochtopf 5 bis 8 Minuten). 60 g Parmesan oder Sbrinz klein würfeln, zur Suppe geben. Mit geriebener Muskatnuss oder Safranfäden abschmecken. Die Suppe mit fein gehackter Petersilie bestreuen. **Auswärts essen:** Kann am Arbeitsplatz aufgewärmt werden. Den Käse erst dann beigeben. **Menü:** Zusätzlich Frischkost mit 1 Portion Salatauce (Seite 122).

Tierisches Eiweiß        Mittagessen

## TOMATENSUPPE

Je $^1/_4$ l biologischen Tomatensaft und Gemüsebrühe mit 1–2 EL Shoyu einige Minuten köcheln lassen. Wenig weißen Lauch und einige Champignons putzen und in feine Scheiben schneiden, in der Tomatensuppe kurz köcheln. 60 g Greyerzer Käse grob reiben und unterrühren. Mit fein geschnittenem Schnittlauch bestreuen. **Auswärts essen:** Kann am Arbeitsplatz aufgewärmt werden. Den Käse erst dann beigeben. **Menü:** Zusätzlich Frischkost mit 1 Portion Salatsauce (Seite 122).

Tierisches Eiweiß        Mittagessen

KÄSE, QUARK, JOGURT

## RATATOUILLE

1 kleine Zwiebel und 1 Knoblauchzehe fein hacken, 300 g Zucchini putzen und ungeschält in Scheiben schneiden, alles in 1 TL Olivenöl extra nativ dünsten, wenig Gemüsebrühe angießen, 5 Minuten köcheln lassen. 1 große Tomate kurz in kochendes Wasser tauchen, schälen und den Stielansatz entfernen, würfeln. 60 g Greyerzer Käse oder Parmesan fein reiben. Die Tomaten und die halbe Käsemenge mit den Zucchini vermengen, erhitzen. Mit dem restlichem Käse und fein gehackter Petersilie bestreuen. **Menü:** Zusätzlich Frischkost mit 1 Portion Salatsauce (Seite 122).

Tierisches Eiweiß          Mittagessen

## LAUCHGEMÜSE

300 g Lauch putzen und längs halbieren, in 6 cm lange Stücke schneiden, in 1 TL Olivenöl extra nativ kurz dünsten, wenig Gemüsebrühe aufgießen, 5 bis 8 Minuten köcheln lassen. 60 g Reibkäse darüber streuen, zugedeckt 2 bis 3 Minuten schmelzen lassen. **Menü:** Zusätzlich Frischkost mit 1 Portion Salatsauce (Seite 122).

Tierisches Eiweiß          Mittagessen

## WEISSKOHLGEMÜSE

300 g jungen Weißkohl/-kabis putzen und in Streifen schneiden, mit wenig Gemüsebrühe knackig dünsten, mit Meersalz, Kümmel und Pfeffer würzen. 60 g Reibkäse mit dem Kohl vermengen, mit Paprikapulver abschmecken. **Menü:** Zusätzlich Frischkost mit 1 Portion Salatsauce (Seite 122).

Tierisches Eiweiß          Mittagessen

## GEFÜLLTE PILZE

60 g Brie oder Camembert mit Rinde und 1 EL süße Sahne/Rahm mit der Gabel zerdrücken. 150 g große Champignons putzen, den Stiel herausdrehen (für eine Suppe verwenden). Die Pilzhüte mit der Käsecreme füllen, im vorgeheizten Backofen bei hoher Oberhitze überbacken. Mit Paprikapulver oder schwarzem Pfeffer bestreuen. **Menü:** Zusätzlich Frischkost mit 1 Portion Salatsauce (Seite 122).

Tierisches Eiweiß          Mittagessen

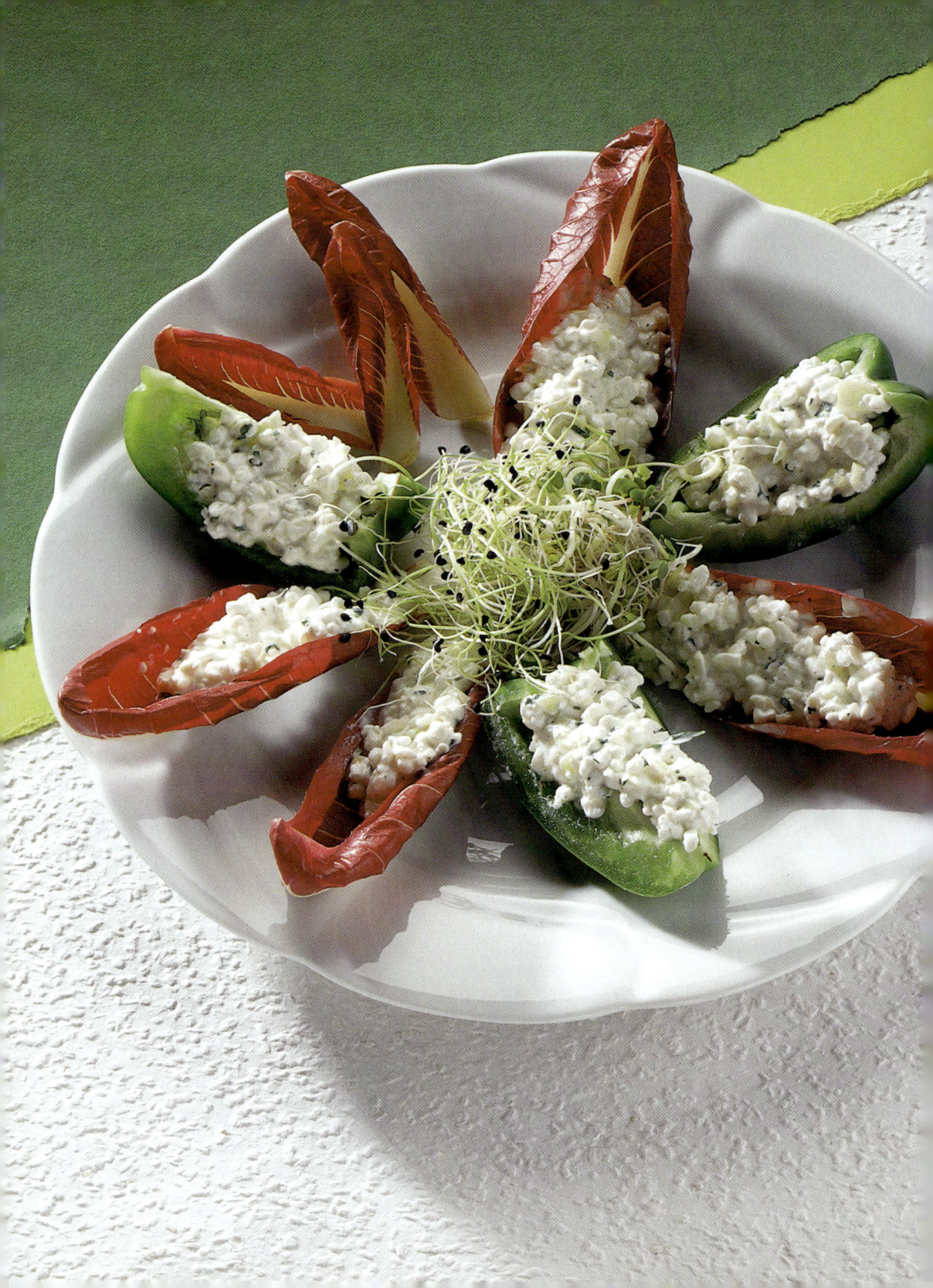

## SPROSSENTELLER

1 große Portion Sprossen und nach Belieben 1 fein gehackte Schalotte mit 180 g Cottage Cheese/Hüttenkäse vermengen. Mit Meersalz und Pfeffer würzen. 1 kleinen grünen Gemüsepaprika/Peperoni vierteln, entkernen und den Stielansatz entfernen. 1 roten Brüsseler Endivie/Chicorée in die einzelnen Blätter zerlegen. Gemüsepaprika und Brüsseler Endivie abwechslungsweise auf einen Teller legen, mit dem Cottage Cheese füllen. 1 Hand voll Sprossen in die Mitte geben.

Tierisches Eiweiß          Mittagessen          **Abbildung**

## SOMMERLICHE ROHKOST

180 g Cottage Cheese/Hüttenkäse mit fein gehackten frischen Kräutern, Currypulver und Meersalz würzen. Zucchini, Kohlrabi, Radieschen, Möhren/Karotten in feine Stäbchen schneiden, mit dem Cottage Cheese vermengen. Auf Blattsalat anrichten.

Tierisches Eiweiß          Mittagessen

## GURKENTELLER MIT QUARKDIP

60 g Vollfett- oder 120 g Halbfettquark mit wenig kohlensäurehaltigem Mineralwasser glatt rühren, 1 Knoblauchzehe und 1 Schalotte fein hacken und unterrühren, mit Meersalz und Pfeffer würzen. 1 kleine Salatgurke samt Schale in feine Scheiben schneiden, ziegelartig auf einem Teller anrichten, mit Radieschen garnieren, den Quarkdip in die Mitte geben. **Variante:** Passt zu jeder anderen Frischkost.

Tierisches Eiweiß          Mittagessen

## QUARKAUFSTRICH

60 g Vollfett- oder 120 g Halbfettquark und 1 EL süße Sahne/Rahm luftig aufschlagen. Würzen mit Meersalz und Pfeffer. Fein gehackte Kräuter oder Kümmel oder fein geriebenen Meerrettich oder durchgepressten Knoblauch oder Tomatenpüree unterrühren. **Tipp:** Ideal als Aufstrich für Gurken-, Kohlrabi, Zucchini und Möhren-/Karottenscheiben. Mit Sprossen, Kapern, Oliven und Cornichons garnieren.

Tierisches Eiweiß          Mittagessen

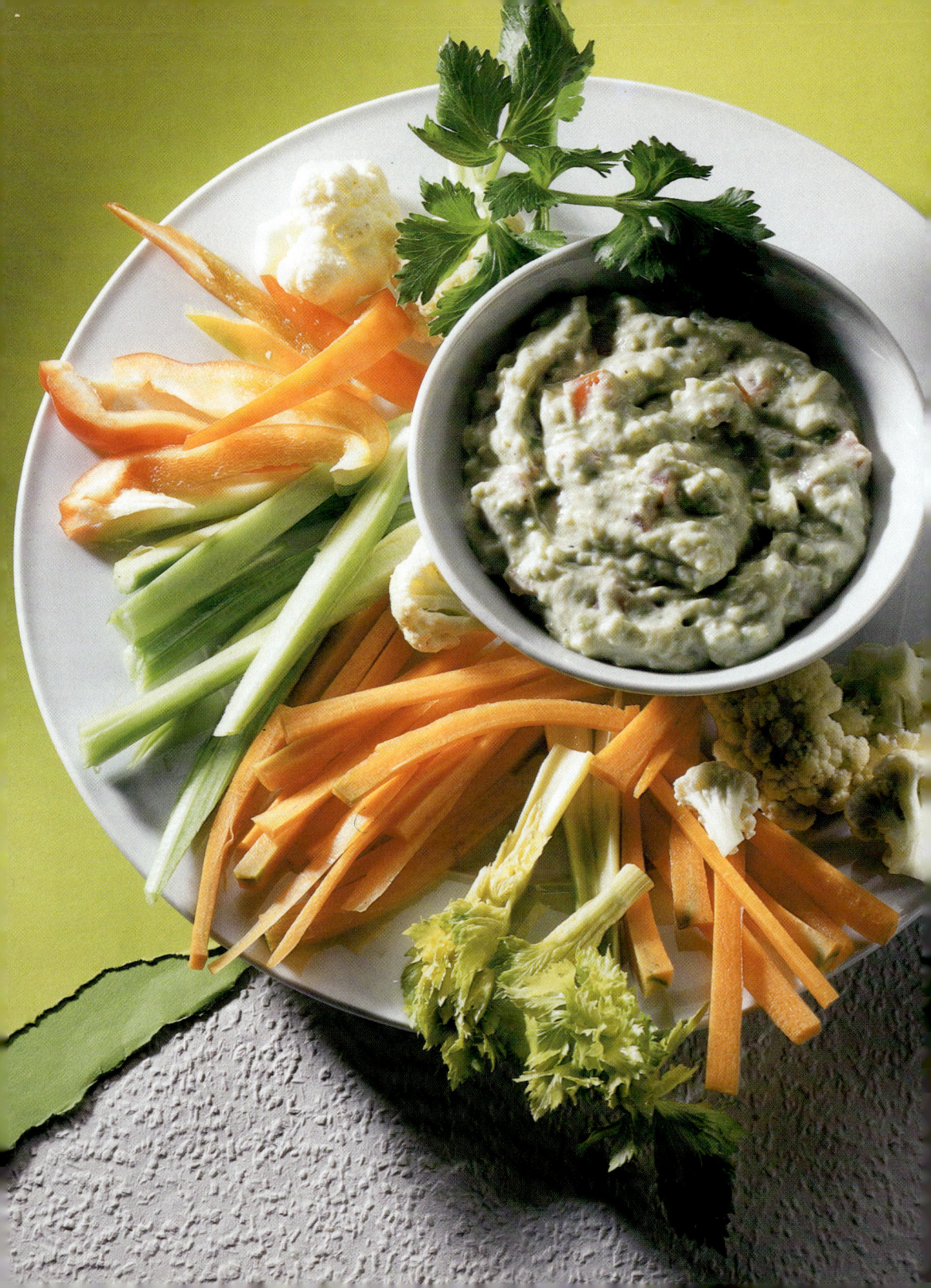

## WINTERLICHER QUARKDIP

60 g Vollfett- oder 120 g Halbfettquark, 1 EL süße Sahne/Rahm und wenig kohlensäurehaltiges Mineralwasser glatt rühren. 1 säuerlichen Apfel samt Schale dazureiben. Abschmecken mit Zitronensaft und frisch geriebenem Meerrettich. **Tipp:** Passt zu gedämpftem Gemüse wie Knollensellerie, Topinambur, Schwarzwurzeln, Roten Beten/Randen, Rotkohl/-kabis, Wirsing/Wirz.

Tierisches Eiweiß    Mittagessen

## WEISSKOHLSALAT

180 g (1 Becher) Vollmilchjogurt mit Dijonsenf, Meersalz Pfeffer und Zitronensaft würzen. $^1/_4$ kleinen Weißkohl/-kabis fein hobeln, 1 Apfel samt Schale klein würfeln, beides mit der Sauce vermengen. Nach Belieben mit Kümmel abrunden.

Tierisches Eiweiß    Mittagessen

## JOGURT-AVOCADO-DIP

$^1/_2$ sehr reife Avocado halbieren und entsteinen, das Avocadofleisch mit einem Esslöffel herauslösen und mit einer Gabel zerdrücken, sofort mit 180 g (1 Becher) Vollmilchjogurt verrühren. Nach Belieben Tomatenwürfelchen und fein gehackte Zwiebeln unterrühren. Mit Meersalz, Pfeffer, Worcestersauce, Zitronensaft und eventuell mit Sambal Oelek würzen. Zu Frischkost wie Blumenkohlröschen, Stäbchen von Möhren/Karotten, Stauden-/Stangensellerie, Kohlrabi usw. servieren.

Tierisches Eiweiß    Mittagessen    **Abbildung**

## MÖHREN-APFEL-MÜSLI

1 Möhre/Karotte putzen und fein reiben, 1 Apfel samt Schale ebenfalls fein reiben, mit 180 g (1 Becher) Vollmilchjogurt vermengen. Nach Belieben mit Orangenwürfelchen abrunden. 1 KL Sesamsamen darüber streuen.

Tierisches Eiweiß    Mittagessen

## BLUMENKOHL-BANANEN-SALAT

180 g (1 Becher) Vollmilchjogurt mit Senf, Meersalz, Pfeffer und Curry würzen. 1 Portion fein gehobelten rohen Blumenkohl und 1 fein geschnittene Banane mit der Sauce vermengen. 1 TL geröstete Sesamsamen darüber streuen.

Tierisches Eiweiß          Mittagessen

## FRISCHKOST MIT JOGURTSAUCE

180 g (1 Becher) Vollmilchjogurt mit Meersalz, Pfeffer und gehackten frischen Kräutern würzen. Mit wenig abgeriebener Schale einer unbehandelten Zitrone oder Limette, durchgepresstem Knoblauch und Shoyu abschmecken. Mit 1 großen Portion Frischkost (Seite 122) vermengen.

Tierisches Eiweiß          Mittagessen

## BASILIKUM-JOGURT-DIP

180 g (1 Becher) Vollmilchjogurt und 1 EL saure Sahne/Sauerrahm glatt rühren. Mit Dijonsenf, Meersalz, Pfeffer, durchgepresstem Knoblauch und fein geschnittenem Basilikum würzen. Mit knackig gegartem Gemüse (Seite 122) servieren.

Tierisches Eiweiß          Mittagessen

## COTTAGE-CHEESE-DIP

180 g Cottage Cheese/Hüttenkäse und 2 EL saure Sahne/Sauerrahm verrühren. Reichlich fein gehackte Kräuter wie Petersilie, Dill, Kerbel usw. untermischen. Mit Meersalz, Pfeffer und einigen Tropfen Shoyu würzen. Mit knackig gegartem Saisongemüse (Seite 122) servieren. **Variante:** Zusätzlich Kapern, Tomaten- und Cornichonswürfelchen unterrühren.

Tierisches Eiweiß          Mittagessen

## GEFÜLLTE SALATGURKE

180 g Cottage Cheese/Hüttenkäse, fein gehackte frische Kräuter und 1 fein gehackte Schalotte vermengen, kleinste Würfelchen von $1/4$ rotem Gemüsepaparika/Peperoni untermischen, mit Meersalz und Pfeffer würzen. 1 dickbauchige Freilandgurke halbieren und entkernen, mit dem Cottage Cheese füllen.

Tierisches Eiweiß          Mittagessen

# EIERMAHLZEITEN

| Höchstmenge pro Mahlzeit |
| --- |
| 2 Freilandeier |

## SALATTELLER MIT EI

2 hart gekochte Freilandeier schälen und hacken. 1 Portion Salatsauce (Seite 122), wenig Zitronensaft, 1 EL saure Sahne/Sauerrahm und nach Belieben wenig frisch geriebenen Meerrettich verrühren. 1 Portion Saisonsalat/Frischkost (Seite 122), 1 Hand voll Sprossen und die gehackten Eier mit der Salatsauce vermengen. **Auswärts essen:** Ideal für die Verpflegung am Arbeitsplatz. Sauce separat mitnehmen.

Tierisches Eiweiß           Mittagessen

## RÜHREI MIT KRÄUTERN

2 Freilandeier und 1 EL kohlensäurehaltiges Mineralwasser verquirlen, 1 EL fein gehackte frische Kräuter unterrühren, würzen mit Meersalz und Pfeffer. In einer Bratpfanne 1 TL Öl erhitzen, die Eiermasse dazugeben, unter Rühren mit einem Holzlöffel stocken lassen. Das Rührei soll weich und großflockig sein. Nach Belieben mit wenig durchgepresstem Knoblauch abschmecken. **Variante:** Tomaten- und Gemüsewürfelchen oder -streifen sowie feine Zwiebelscheiben im Öl (1 TL) dünsten, die Eiermasse dazugeben und stocken lassen. **Menü:** Zusätzlich Frischkost mit 1 Portion Salatsauce (Seite 122).

Tierisches Eiweiß           Mittagessen

## EIERSALAT

Reichlich Blattsalat/Frischkost mit 1 Portion Salatsauce (Seite 122) vermengen. 2 hart gekochte Freilandeier schälen und in Scheiben schneiden, mit dem Salat anrichten, mit gehackten Schalotten und Kräutern bestreuen. **Auwärts essen:** Ideal für die Verpflegung am Arbeitsplatz. Salat, Eier und Salatsauce separat mitnehmen.

Tierisches Eiweiß           Mittagessen

## GEFÜLLTE EIER AUF SALAT

2 hart gekochte Freilandeier schälen und halbieren. Die Eigelbe fein zerdrücken, mit Dijonsenf, Meersalz, Pfeffer, Zitronensaft und reichlich fein gehackten Kräutern würzen. Die Masse nach Belieben in einen Spritzsack mit Sterntülle füllen, die Eihälften füllen. 1 große Portion Blattsalat mit 1 Portion Salatsauce (Seite 122) vermengen, anrichten. Die gefüllten Eier darauf legen.

Tierisches Eiweiß          Mittagessen          **Abbildung**

## SPINAT MIT POCHIERTEM EI

1 große Portion Spinat im Dampf zusammenfallen lassen, in ein Sieb geben und leicht ausdrücken, in die Pfanne zurückgeben und mit 1 EL süßer Sahne/ Rahm erhitzen, mit Meersalz und Pfeffer würzen. 1 Liter Salzwasser und 2 EL Apfelessig aufkochen. 2 Freilandeier nacheinander in eine Tasse aufschlagen, vorsichtig in das heiße, aber nicht sprudelnd kochende Wasser gleiten lassen, mit Hilfe eines Esslöffels rund formen, auf kleinem Feuer zugedeckt 4 Minuten pochieren. Den Spinat anrichten, die Eier ins Nest setzen. **Menü:** Zusätzlich Frischkost mit 1 Portion Salatsauce (Seite 122).

Tierisches Eiweiß          Mittagessen

## SPARGEL MIT EIERWÜRFELCHEN

2 hart gekochte Freilandeier schälen und klein würfeln. 1 Portion gekochten Spargel (Seite 61) auf einem Teller anrichten, mit 1 Portion Salatsauce (Seite 122) beträufeln. Eierwürfelchen und reichlich fein gehackte Petersilie darüber streuen.

Tierisches Eiweiß          Mittagessen

## EIERTÖPFCHEN

2 Freilandeier verquirlen, gehackte frische Kräuter untermischen, mit wenig Meersalz würzen, in 1 oder 2 Portionenförmchen gießen, mit je 1 TL süßer Sahne/Rahm bedecken. Das Ei im heißen Wasserbad stocken lassen, etwa 10 Minuten. Mit Pfeffer abschmecken. **Menü:** Zusätzlich Frischkost mit 1 Portion Salatsauce und gedämpftes Gemüse nach Belieben (Seite 122).

Tierisches Eiweiß          Mittagessen

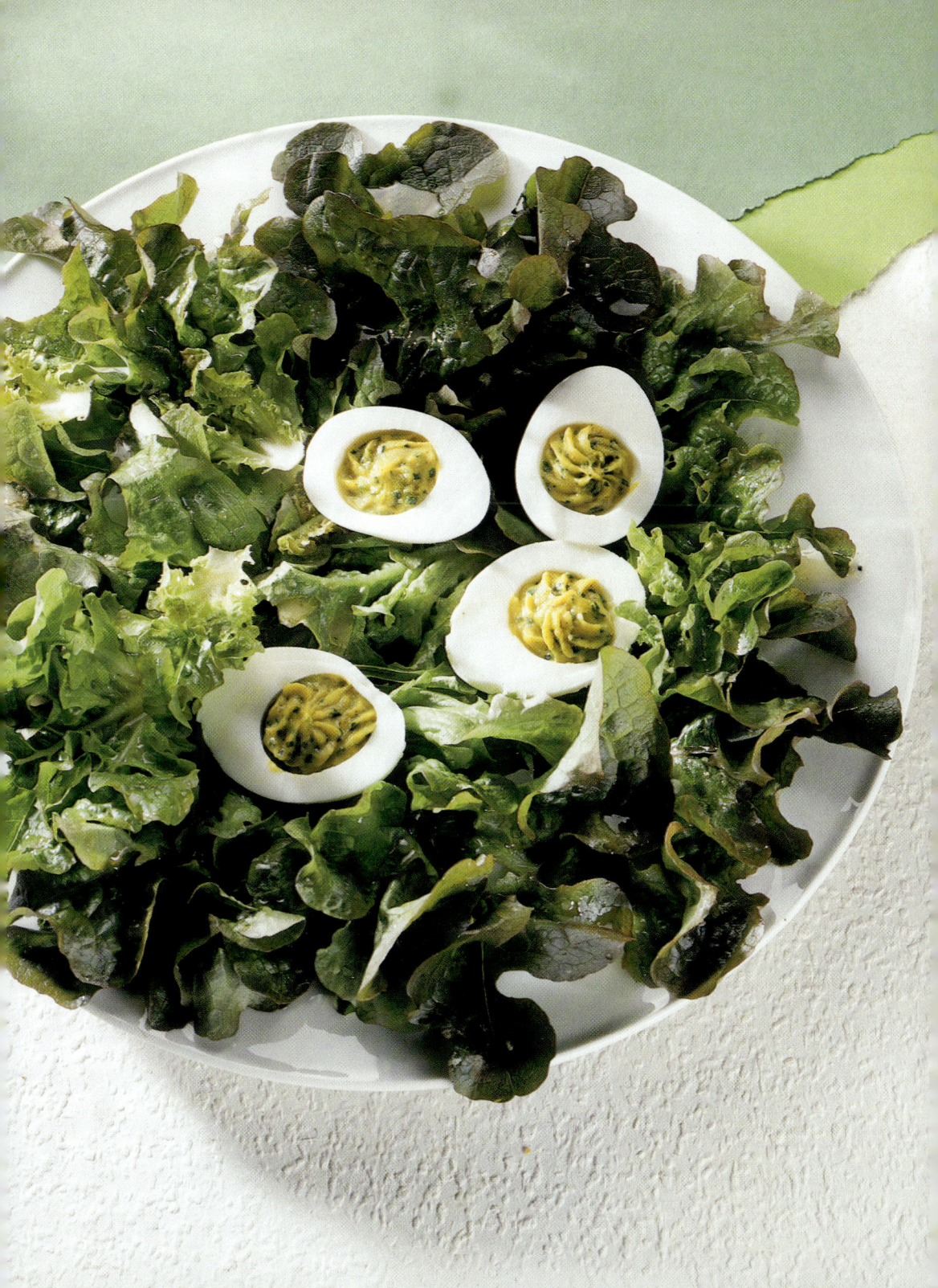

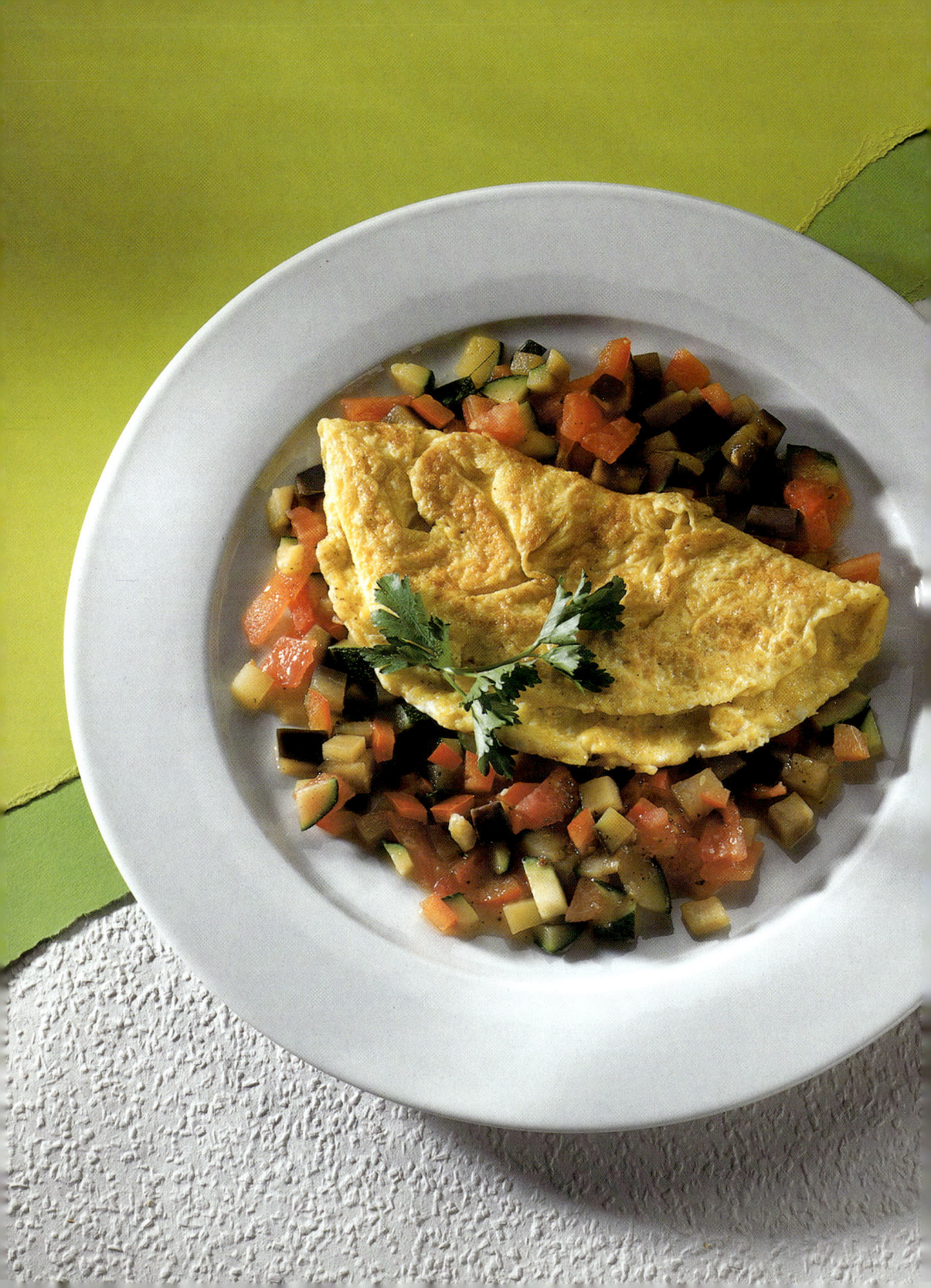

## FRANZÖSISCHES OMELETT MIT GEMÜSE

1 Portion Saisongemüse putzen und in kleine Würfel schneiden, mit wenig Gemüsebrühe knackig dünsten. 2 Freilandeier und 2 EL kohlensäurehaltiges Mineralwasser verquirlen, fein gehackten Knoblauch und gehackte Kräuter untermischen, mit Meersalz und Pfeffer würzen. Die Bratpfanne mit 1 TL Öl einpinseln, erhitzen, die Eimasse dazugeben, auf mittlerem Feuer 20 Sekunden braten, bis der Rand bruzelt, nicht rühren. Wenn die Unterseite gestockt ist, das Omelett in der Mitte anheben, damit das noch flüssige Ei auf den Pfannenboden fließen kann, fertig braten. **Variante:** Omelett mit gedünsteten Champignons oder gedünstetem Gemüse wie Spinat, Ratatouille, Spargelspitzen, Gemüseresten usw. füllen. **Menü:** Zusätzlich Frischkost mit 1 Portion Salatsauce (Seite 122).

| Tierisches Eiweiß | Mittagessen | **Abbildung** |

## GEFÜLLTE TOMATEN

2 großen Fleischtomaten einen Deckel abschneiden, das Tomatenmark mit einem Teelöffel aushöhlen, in eine Tasse geben. Die Tomaten innen mit Meersalz und Pfeffer würzen, in jede Frucht 1 aufgeschlagenes, rohes Freilandei gleiten lassen. Den Deckel aufsetzen. Das Tomatenmark etwas zerkleinern und wenig Gemüsebrühe unterrühren, in eine ofenfeste Form geben, die gefüllten Tomaten hinein setzen. Im vorgeheizten Backofen bei 180 Grad 15 Minuten backen. **Menü:** Zusätzlich Frischkost mit 1 Portion Salatsauce (Seite 122).

| Tierisches Eiweiß | Mittagessen |

## TOMATENAUFLAUF

2 Freilandeier, 2 EL kohlensäurehaltiges Mineralwasser und 2 EL süße Sahne/Rahm verquirlen, mit Meersalz und Pfeffer würzen, fein gehackte Kräuter unterrühren. 2 große Fleischtomaten in Scheiben schneiden, den Stielansatz entfernen, in eine gefettete Gratinform verteilen. Gehackte Zwiebeln darüber streuen. Würzen. Die Eimasse darüber gießen. Den Auflauf im vorgeheizten Backofen bei 180 Grad etwa 10 Minuten backen, bis die Eimasse fest ist. Mit Pfeffer und fein geschnittenem Basilikum abschmecken. **Variante:** Die Tomaten durch beliebiges Gemüse (keine Kartoffeln) ersetzen, dieses zuerst zerkleinern und im Dampf knackig garen. **Menü:** Zusätzlich Frischkost mit 1 Portion Salatsauce (Seite 122).

| Tierisches Eiweiß | Mittagessen |

# FLEISCHMAHLZEITEN

### Höchstmenge pro Mahlzeit

120–150 g Freiland-/Bio-Fleisch ohne Knochen

## RINDERFLEISCH-GEMÜSE-SPIESSCHEN

120–150 g Freiland-/Bio-Rinderhuft in Würfel schneiden, mit Zucchinischeiben, Gemüsepaprika-/Peperonistücken sowie Cherrytomaten auf 1 bis 2 Spießchen stecken. Mit Meersalz, Pfeffer und Paprikapulver würzen. In 1 TL Olivenöl extra nativ auf mittlerem Feuer beidseitig braten. **Menü:** Zusätzlich Frischkost mit 1 Portion Salatsauce (Seite 122).

Tierisches Eiweiß            Mittagessen

## BURGER AUS RINDERFLEISCH

1 Schalotte und 1 Knoblauchzehe sowie ein Sträußchen Petersilie fein hacken, mit 120–150 g gehacktem Freiland-/Bio-Rinderfleisch gut vermengen. Mit Tabasco- und Worcestersauce sowie Cayennepfeffer und Meersalz kräftig würzen. Kleine Burger formen. 1 TL Olivenöl extra nativ in einer Bratpfanne erhitzen, die Burger bei mittlerer Hitze beidseitig braten. **Auswärts essen:** Ideal zum Mitnehmen an den Arbeitsplatz. Schmecken auch kalt ausgezeichnet. **Menü:** Zusätzlich Frischkost mit 1 Portion Salatsauce und gedämpftes Gemüse nach Belieben (Seite 122).

Tierisches Eiweiß            Mittagessen

## BURGER AUS RINDER- UND LAMMFLEISCH

70–100 g gehacktes Freiland-/Bio-Rinderfleisch und 50 g gehacktes Lammfleisch vermengen, würzen mit 2 fein gehackten Knoblauchzehen, Pfeffer, Sambal Oelek und Meersalz. Eine 10 cm lange Fleischrolle formen, diese auf ein mit Backpapier belegtes Blech legen. Im vorgeheizten Backofen bei 220 Grad etwa 10 Minuten grillen. Mit grob gehackten Zwiebeln servieren. **Menü:** Zusätzlich Frischkost mit 1 Portion Salatsauce und gedämpftes Gemüse nach Belieben (Seite 122).

Tierisches Eiweiß            Mittagessen

## CHINAPFANNE

120–150 g Freiland-/Bio-Rinderfleisch in feine Streifen schneiden, in 1 TL Olivenöl extra nativ kräftig anbraten, würzen mit Pfeffer, Sambal Oelek und 1 EL Sojasauce. $\frac{1}{4}$ Chinakohl und 1 Möhre/Karotte putzen, den Kohl in Streifen schneiden, die Möhre grob raspeln, zusammen mit 1 Hand voll Sojasprossen und wenig Gemüsebrühe zum Fleisch geben, unter häufigem Rühren 2 bis 3 Minuten dünsten. **Menü:** Zusätzlich Frischkost mit 1 Portion Salatsauce (Seite 122).

Tierisches Eiweiß          Mittagessen

## RINDERSTEAK

120–150 g Freiland-/Bio-Rindersteak vom Hohrücken mit Meersalz und Pfeffer würzen, in 1 TL Olivenöl extra nativ beidseitig braten, je nach gewünschtem Garpunkt 3-5 Minuten. 1 TL Kräuterbutter darauf verteilen, mit Meersalz und Pfeffer würzen. **Menü:** Zusätzlich Frischkost mit 1 Portion Salatsauce und gedämpftes Gemüse nach Belieben (Seite 122).

Tierisches Eiweiß          Mittagessen

## RINDERFLEISCH STROGANOFF

120–150 g gut gelagertes Freiland-/Bio-Rinderfilet oder -Huft in Streifen schneiden, in 1 TL Olivenöl extra nativ mit fein gehackten Schalotten kräftig anbraten. Mit Paprikapulver bestäuben. 1 TL Cognac und 1 TL Tomatenpüree, 2 EL Gemüsebrühe und 1 EL süße Sahne/Rahm unterrühren, 1 bis 2 Minuten köcheln lassen. Mit gehackter Petersilie bestreuen. **Menü:** Zusätzlich Frischkost mit 1 Portion Salatsauce und gedämpftes Gemüse nach Belieben (Seite 122).

Tierisches Eiweiß          Mittagessen

## RINDERFILET

120–150 g gut gelagertes Freiland-/Bio-Rinderfilet mit Meersalz und Pfeffer würzen, in 1 TL Olivenöl extra nativ beidseitig braten, je nach gewünschtem Garpunkt 5–7 Minuten. Das Filet herausnehmen und warm stellen. Den Bratsatz mit wenig Gemüsebrühe und 1 EL süßer Sahne/Rahm lösen, 1 TL grüne Pfefferkörner dazugeben, aufkochen und über das Filet gießen. **Menü:** Zusätzlich Frischkost mit 1 Portion Salatsauce und gedämpftes Gemüse nach Belieben (Seite 122).

Tierisches Eiweiß          Mittagessen

## FLEISCHSALAT

120–150 g gekochtes mageres Freiland-/Bio-Suppenfleisch vom Rind in dünne Scheiben oder Streifen schneiden, mit fein gehackten Zwiebeln, fein geschnittenem Schnittlauch und 1 Portion Salatsauce (Seite 122) mischen. Auf Blattsalat anrichten. Mit Cornichons und Tomatenspalten garnieren.

Tierisches Eiweiß          Mittagessen

## SALBEISCHNITZEL

120–150 g dünne Freiland-/Bio-Kalbsschnitzel mit Meersalz und Pfeffer würzen. Auf jedes Schnitzel 2 Salbeiblätter legen, zusammenklappen und mit einem Holz-Zahnstocher fixieren. Die Schnitzel in 1 TL Olivenöl extra nativ beidseitig braten. **Menü:** Zusätzlich Frischkost mit 1 Portion Salatsauce und gedämpftes Gemüse nach Belieben (Seite 122).

Tierisches Eiweiß          Mittagessen

## GESCHNETZELTES KALBFLEISCH MIT PILZEN

120–150 g Freilandland-/Bio-Kalbfleisch in Streifen schneiden, in 1 TL Olivenöl extra nativ kräftig anbraten, herausnehmen und beiseite stellen. 1 Hand voll Champignons putzen und in Scheiben schneiden, in der Fleischpfanne dünsten, 2 EL Gemüsebrühe und 2 EL süße Sahne/Rahm angießen, kurz köcheln lassen. Die Fleischstreifen zufügen, nochmals erhitzen. Mit Meersalz und Pfeffer abschmecken. **Menü:** Zusätzlich Frischkost mit 1 Portion Salatsauce und gedämpftes Gemüse nach Belieben (Seite 122).

Tierisches Eiweiß          Mittagessen          **Abbildung**

## KALBSKOTELETT

150–180 g Freiland-/Bio-Kalbskotelett (je nach Knochenanteil) in 1 TL Olivenöl extra nativ beidseitig braten, je 5–7 Minuten, warm stellen. Den Bratsatz mit 1 EL Gemüsebrühe und 1 EL trockenem Weißwein lösen, aufkochen, 1 EL süße Sahne/Rahm unterrühren. Über das Kotelett gießen. **Menü:** Zusätzlich Frischkost mit 1 Portion Salatsauce und gedämpftes Gemüse nach Belieben (Seite 122).

Tierisches Eiweiß          Mittagessen

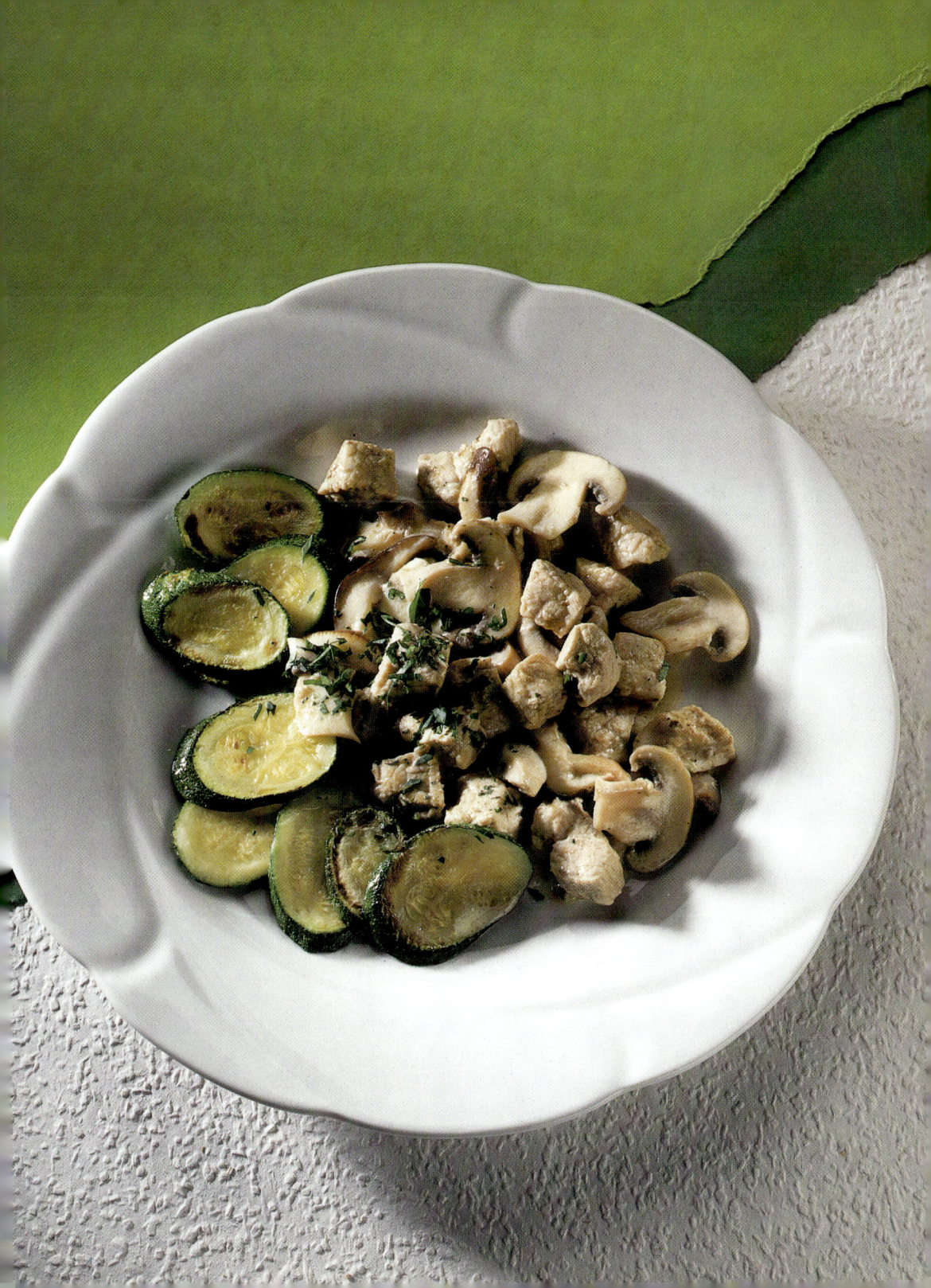

## RINDERFLEISCH-GEMÜSE-EINTOPF

1 Möhre/Karotte, 1 kleinen Lauch, $1/4$ Knollensellerie, $1/8$ Wirsing/Wirz und 1 kleine Zwiebel putzen und in nicht zu kleine Stücke schneiden. Zerkleinertes Gemüse, Lorbeerblatt und 120–150 g mageres Freiland-/Bio-Suppenfleisch vom Rind mit 200 ml/2 dl Gemüsebrühe in den Schnellkochtopf geben, 15 Minuten kochen. Mit Meersalz und Pfeffer abschmecken. **Variante:** Den Eintopf als Suppe servieren; mit Gemüsebrühe verdünnen. **Auswärts essen:** Die Suppe ist ideal zum Mitnehmen an den Arbeitsplatz. **Menü:** Zusätzlich Frischkost mit 1 Portion Salatsauce (Seite 122).

| Tierisches Eiweiß | Mittagessen | **Abbildung** |
|---|---|---|

## SOMMERLICHER LAMMEINTOPF

120–150 g mageres Lammfleisch in nicht zu kleine Würfel schneiden, in 1 TL Olivenöl extra nativ kräftig anbraten. 200–300 g grüne Bohnen putzen, 1–2 Tomaten vierteln, 1 Zwiebel halbieren, 2 Knoblauchzehen grob hacken, zusammen mit dem Fleisch und 1 Zweig Bohnenkraut in den Schnellkochtopf geben. Mit 200 ml/2 dl Gemüsebrühe angießen, 8 Minuten kochen. Mit Meersalz und Pfeffer abschmecken. **Auswärts essen:** Ideal für die Verpflegung am Arbeitsplatz. **Menü:** Zusätzlich Frischkost mit 1 Portion Salatsauce (Seite 122).

| Tierisches Eiweiß | Mittagessen |
|---|---|

## LAMMKOTELETT

Den Rand von 150–180 g Lammkoteletts 2 bis 3 Mal einschneiden, mit Meersalz und Pfeffer würzen. Die Koteletts in 1 TL Olivenöl extra nativ beidseitig braten, mit gehackter Pfefferminze bestreuen. **Menü:** Zusätzlich Frischkost mit 1 Portion Salatsauce und gedämpftes Gemüse nach Belieben (Seite 122).

| Tierisches Eiweiß | Mittagessen |
|---|---|

## LAMMFILET MIT KRÄUTERBUTTER

120–150 g Lammfilet in Streifen schneiden, mit 2 fein gehackten Knoblauchzehen in 1 TL Olivenöl extra nativ kräftig anbraten. Mit Meersalz und Pfeffer würzen und 1 TL Kräuterbutter verfeinern. **Menü:** Zusätzlich Frischkost mit 1 Portion Salatsauce und gedämpftes Gemüse nach Belieben (Seite 122).

| Tierisches Eiweiß | Mittagessen |
|---|---|

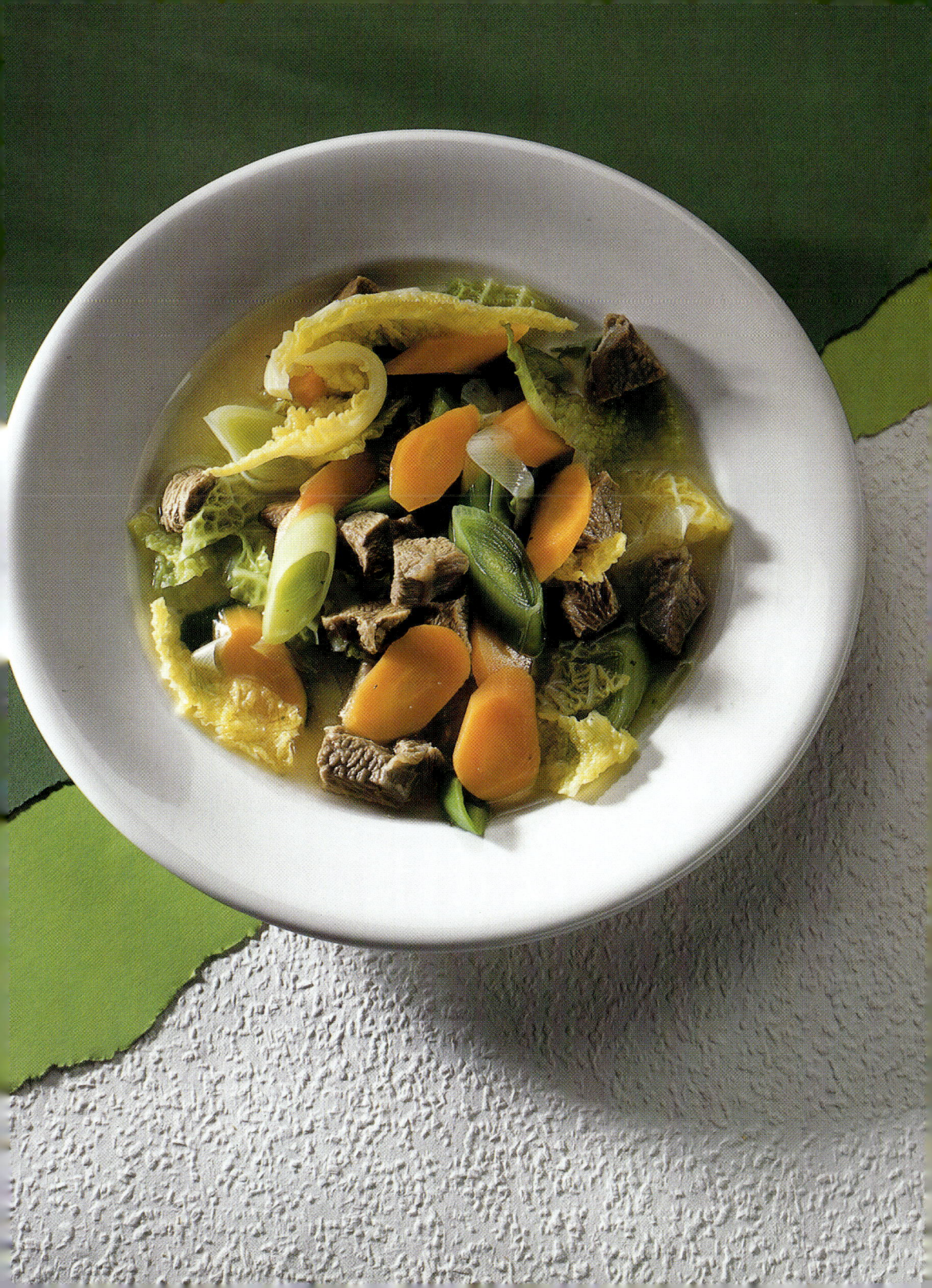

## HERBSTLICHER LAMMEINTOPF

150 g mageres Lammfleisch in nicht zu kleine Würfel schneiden, in 1 TL Olivenöl extra nativ kräftig anbraten. $^1/_4$ Weißkohl/-kabis, $^1/_2$ Knollensellerie und 1 kleinen Lauch putzen und zerkleinern. Gemüse, Fleisch und 1 TL Tomatenpüree in den Schnellkochtopf geben, mit 200 ml/2 dl Gemüsebrühe angießen. 8 Minuten kochen. Mit Meersalz und Pfeffer abschmecken. **Menü:** Zusätzlich Frischkost mit 1 Portion Salatsauce (Seite 122).

Tierisches Eiweiß          Mittagessen

## KALBSHAXE

200–250 g Freiland-/Bio-Kalbshaxe (je nach Knochenanteil) mit Meersalz und Pfeffer würzen, in 1 TL Olivenöl extra nativ beidseitig kräftig anbraten. 1 Zwiebel, 1–2 Möhren und 2 Spross Stauden-/Stangensellerie sowie 2 Knoblauchzehen putzen und zerkleinern, 1 Tomate halbieren. Gemüse, Kalbshaxe und $^1/_2$ EL Tomatenpüree in den Schnellkochtopf geben, 200 ml/2 dl Gemüsebrühe angießen. 15 Minuten kochen. Den Topf öffnen, die Sauce nach Belieben einkochen lassen. Mit Meersalz und Pfeffer würzen und 1 EL süßer Sahne/Rahm verfeinern. Mit Petersilie bestreuen. **Menü:** Zusätzlich Frischkost mit 1 Portion Salatsauce (Seite 122).

Tierisches Eiweiß          Mittagessen

## CURRY-GESCHNETZELTES

150 g Freiland-/Bio-Kalbfleisch in Streifen schneiden, in 1 TL Olivenöl extra nativ kräftig anbraten, herausnehmen und beiseite stellen. 1 Apfel schälen, vierteln, entkernen und in Spalten schneiden, 1 Zwiebel fein hacken, beides in wenig Gemüsebrühe oder trockenem Weißwein weich dünsten, das Fleisch und 1 EL saure Sahne/Sauerrahm dazugeben, erhitzen, mit scharfem Curry und Gemüsebrühepulver und eventuell mit Meersalz würzen. **Menü:** Zusätzlich Frischkost mit 1 Portion Salatsauce (Seite 122).

Tierisches Eiweiß          Mittagessen

# GEFLÜGELMAHLZEITEN

**Höchstmenge pro Mahlzeit**

120–150 g Freiland-/Bio-Geflügelfleisch ohne Knochen;
mit Knochen ca. 200 g

Vegetarier: Geflügel durch Seitan ersetzen

## GEFLÜGELSTREIFEN MIT GEMÜSE

200–300 g gemischtes Gemüse, z.B. Möhren/Karotten, Knollensellerie, Lauch, Kohlrabi, Weißkohl, putzen und in mundgerechte Stücke schneiden. 120–150 g Freiland-/Bio-Hähnchen-/Pouletbrustfleisch in Streifen schneiden, in 1 TL Olivenöl extra nativ kräftig anbraten, herausnehmen und beiseite stellen. In der Fleischpfanne das Gemüse kurz dünsten, wenig Gemüsebrühe oder trockenen Weißwein angießen, knackig dünsten. Die gebratenen Hähnchenstreifen zum Gemüse geben, erhitzen, mit Meersalz und Pfeffer abschmecken, fein gehackte Petersilie darüber streuen. **Auswärts essen:** Ideal zum Mitnehmen an den Arbeitsplatz. **Menü:** Zusätzlich Frischkost mit 1 Portion Salatsauce (Seite 122).

| Tierisches Eiweiß | Mittagessen |
| --- | --- |

## GEFLÜGELSTREIFEN MIT CHAMPIGNONS

120–150 g Freiland-/Bio-Hähnchen-/Pouletbrustfleisch in feine Streifen schneiden, in 1 TL Olivenöl extra nativ kräftig anbraten, herausnehmen und beiseite stellen. 100 g Champignons putzen und in Scheiben schneiden, 1 kleine Schalotte und wenig Petersilie oder Salbei fein hacken, zusammen mit 1 EL trockenem Weißwein in der Fleischpfanne dünsten. Das Fleisch und 1 EL süße Sahne/Rahm dazugeben, erhitzen. Mit Meersalz und Pfeffer aus der Mühle abschmecken. **Auswärts essen:** Ideal zum Mitnehmen an den Arbeitsplatz. **Menü:** Zusätzlich Frischkost mit 1 Portion Salatsauce (Seite 122).

| Tierisches Eiweiß | Mittagessen |
| --- | --- |

## GEFLÜGELSTREIFEN AUF CHINESISCHE ART

120–150 g Freiland-/Bio-Hähnchen-/Pouletbrustfleisch in Streifen schneiden, in 1 TL Olivenöl extra nativ kräftig anbraten, aus der Pfanne nehmen und beiseite stellen. Je 100–150 g Stauden-/Stangensellerie und Lauch putzen, den Sellerie in feine Scheiben, den Lauch in Streifen, wenig Zwiebelgrün in Röllchen schneiden, in der Fleischpfanne mit 1–2 EL Wasser knackig dünsten. Das Fleisch zum Gemüse geben, erhitzen. Würzen mit Shoyu und Sambal Oelek. 1 TL Sesamsamen darüber streuen. **Auswärts essen:** Ideal zum Mitnehmen an den Arbeitsplatz. **Menü:** Zusätzlich Frischkost mit 1 Portion Salatsauce (Seite 122).

| Tierisches Eiweiß | Mittagessen | **Abbildung** |
|---|---|---|

## GEFLÜGELSTREIFEN MIT ZITRONENAROMA

120–150 g Freiland-/Bio-Hähnchen-/Pouletbrustfleisch flach klopfen. Mit Zitronensaft, Meersalz, Pfeffer aus der Mühle, durchgepresstem Knoblauch und gehackten Rosmarinnadeln würzen. 10 Minuten marinieren. Das Fleisch in 1 TL Olivenöl extra nativ braten. Mit Zitronenspalten servieren. **Auswärts essen:** Ideal zum Mitnehmen an den Arbeitsplatz. **Menü:** Zusätzlich Frischkost mit 1 Portion Salatsauce und gedämpftes Gemüse nach Belieben (Seite 122).

| Tierisches Eiweiß | Mittagessen |
|---|---|

## GEMÜSEBRÜHE MIT GEFLÜGELFLEISCH UND GIN

120–150 g Freiland-/Bio-Hähnchen-/Pouletbrustfleisch in Streifen schneiden. 200 g gemischtes Gemüse, z. B. Möhren/Karotten, Knollensellerie, Lauch, Kohlrabi, Kürbis, Fenchel, in feine Streifen (Juliennes) schneiden. Die Gemüsestreifchen und $1/2$ l Gemüsebrühe aufkochen, die Hähnchenstreifen dazugeben, auf kleinem Feuer zugedeckt 5 Minuten ziehen lassen. Nach Belieben mit Meersalz und Pfeffer nachwürzen. Mit 1 KL Gin abschmecken. Wenig gehackte Petersilie darüber streuen. **Variante:** Gekochtes Fleisch verwenden. **Auswärts essen:** Ideal zum Mitnehmen an den Arbeitsplatz. **Menü:** Zusätzlich Frischkost mit 1 Portion Salatsauce (Seite 122).

| Tierisches Eiweiß | Mittagessen |
|---|---|

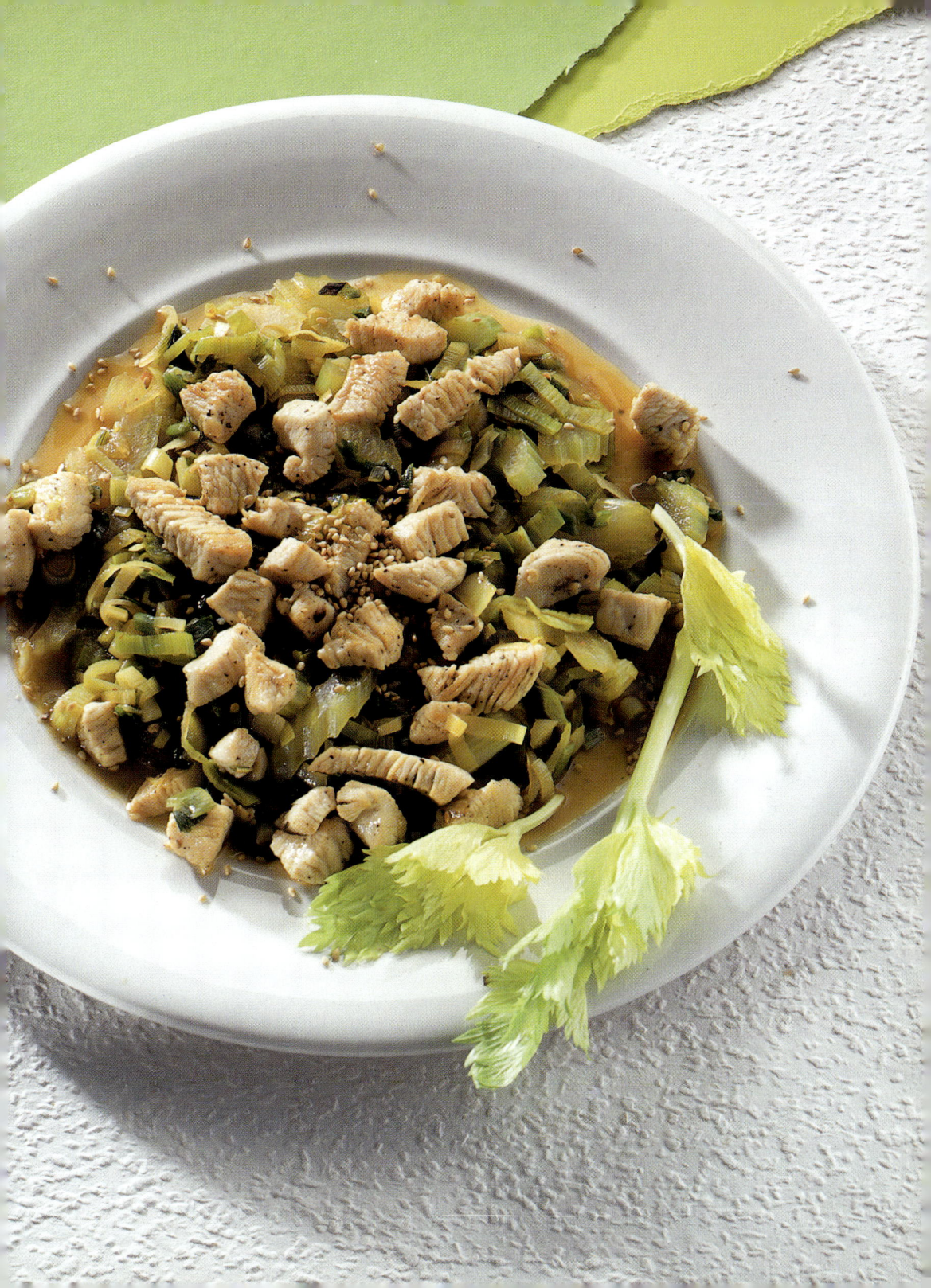

## GEFLÜGELSALAT MIT CURRYSAUCE

120–150 g gekochtes Freiland-/BioHähnchen-/Pouletbrustfleisch in Streifen schneiden. 1 bis 2 Scheiben Ananas aus der Dose oder 1 Orange in kleine Stücke schneiden. 1 Portion Salatsauce (Seite 122) mit reichlich Curry würzen, mit dem Fleisch und den Früchten gut vermengen. Auf Blattsalat anrichten. **Auswärts essen:** Ideal zum Mitnehmen an den Arbeitsplatz.

Tierisches Eiweiß          Mittagessen

## GEFLÜGELSTREIFEN AN SCHARFER SAUCE

120–150 g Freiland-/Bio-Hähnchen-/Pouletbrustfleisch in Streifen schneiden, in 1 TL Olivenöl extra nativ anbraten. 1 durchgepresste Knoblauchzehe, wenig fein gehackte rote Pfefferschoten/Peperoncini, $1/2$ EL Tomatenpüree, 1 EL Rotwein und 1 EL Wasser verrühren, zum Fleisch geben, aufkochen und ein paar Minuten auf kleinem Feuer köcheln lassen. Verfeinern mit 1 EL süßer Sahne/Rahm. **Tipp:** Schmeckt ausgezeichnet mit gedämpftem Blumenkohl. **Auswärts essen:** Ideal zum Mitnehmen an den Arbeitsplatz. **Menü:** Zusätzlich Frischkost mit 1 Portion Salatsauce (Seite 122).

Tierisches Eiweiß          Mittagessen

## GEGRILLTER POULETSCHENKEL

1–2 Freiland-/Bio-Hähnchenkeulen/Pouletschenkel (etwa 200 g) mit Meersalz, Pfeffer und Paprikapulver würzen. Im vorgeheizten Backofen bei 200 Grad auf mittlerem Einschub beidseitig grillen, auf jeder Seite etwa 15 Minuten. **Auswärts essen:** Ideal zum Mitnehmen an den Arbeitsplatz. Schmeckt auch kalt. **Menü:** Zusätzlich Frischkost mit 1 Portion Salatsauce und gedämpftes Gemüse nach Belieben (Seite 122).

Tierisches Eiweiß          Mittagessen

## GEFLÜGELSALAT MIT GURKEN UND PAPRIKA

120–150 g gekochtes Freiland-/Bio-Hähnchen-/Pouletbrustfleisch in Streifen schneiden, mit 1 Portion Salatsauce (Seite 122) vermengen. 1 bis 2 Essiggurken, $1/2$ bis $1/4$ roten Gemüsepaprika/Peperoni klein würfeln, 1 kleine Zwiebel fein hacken, 1 Knoblauchzehe durchpressen, einige Champignons und 1 Stück Salatgurke in feine Scheiben schneiden, mit dem Fleisch vermengen. **Auswärts essen:** Ideal zum Mitnehmen an den Arbeitsplatz.

Tierisches Eiweiß          Mittagessen

# FISCHMAHLZEITEN

**Höchstmenge pro Mahlzeit**

120–150 g filetierter Fisch (Rohgewicht 180–200 g) oder

120–150 g Meeresfrüchte (Nettogewicht)

## FISCHSUPPE

120–150 g fest kochenden Fisch in Würfel schneiden. 1 Möhre/Karotte, $^1/_2$ Zwiebel, $^1/_2$ dünne Lauchstange und 1 Spross Stauden-/Stangensellerie putzen, alles in feine Streifen schneiden. 400–500 ml/4–5 dl Gemüsebrühe, 1 Lorbeerblatt und Gemüse bei großer Hitze 5 Minuten kochen. Die Fischwürfel dazugeben, auf der ausgeschalteten Wärmequelle zugedeckt einige Minuten ziehen lassen. Nach Belieben mit Sambal Oelek oder Safran abschmecken. **Variante:** Das Gemüse 2 Minuten im Schnellkochtopf garen, den Topf öffnen und die Fischwürfel dazugeben, 2 Minuten zugedeckt pochieren. **Auswärts essen:** Ideal zum Mitnehmen an den Arbeitsplatz. **Menü:** Zusätzlich Frischkost mit 1 Portion Salatsauce (Seite 122).

Tierisches Eiweiß          Mittagessen

## FISCHFILETS AUF RATATOUILLE

2 kleine Zucchini in 1 cm dicke Scheiben schneiden, 1 kleine Aubergine längs vierteln, in würfelähnliche Stücke schneiden, 1 kleinen roten Gemüsepaprika/ Peperoni in 2 bis 3 cm große Quadrate schneiden, das Gemüse zusammen mit fein gehackten Zwiebeln und fein gehacktem Knoblauch sowie frischen Kräutern im Schnellkochtopf in 1 TL Olivenöl extra nativ dünsten, wenig Gemüsebrühe angießen, 1 TL Tomatenpüree untermischen. Den Topf schließen, das Gemüse 5 Minuten garen. Den Topf öffnen. 120-150 g Fischfilets mit Meersalz und Pfeffer würzen, auf das Gemüse legen, zugedeckt einige Minuten ziehen lassen. **Menü:** Zusätzlich Frischkost mit 1 Portion Salatsauce (Seite 122).

Tierisches Eiweiß          Mittagessen

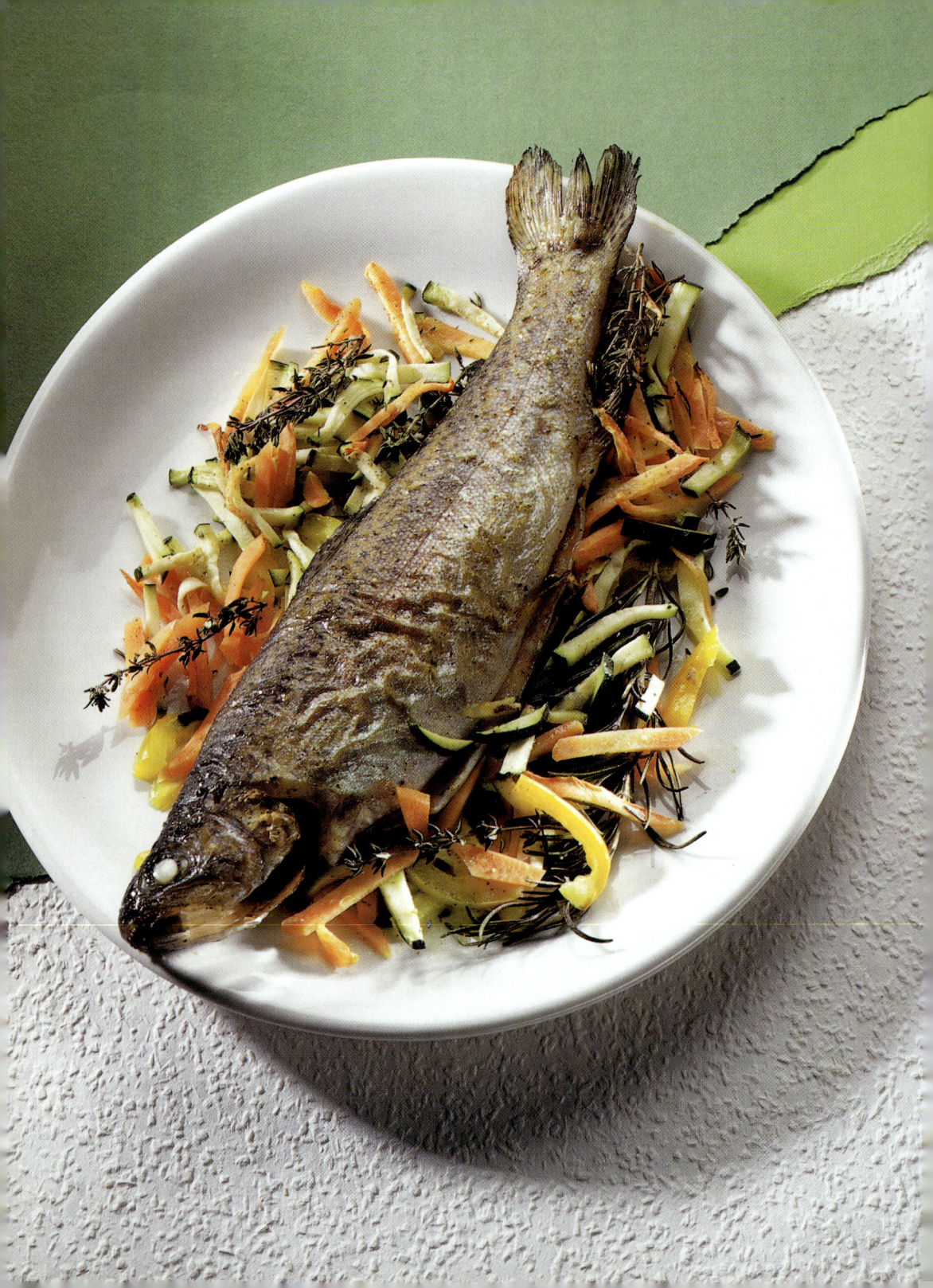

## KRÄUTERFORELLE AUS DEM OFEN

Den Bauch einer kleinen Forelle mit Meersalz und Pfeffer würzen, 1 TL Kräuterbutter, 1 durchgepresste Knoblauchzehe und reichlich fein gehackte Kräuter einfüllen. Den Fisch in Alufolie einwickeln oder einlagig in ein Backtrennpapier legen und dieses mit Bostitchklammern schließen. Die Forelle im vorgeheizten Backofen bei 180 Grad rund 20 Minuten dünsten. Auf gedünstetem Gemüse servieren. **Menü:** Zusätzlich Frischkost mit 1 Portion Salatsauce (Seite 122).

| Tierisches Eiweiß | Mittagessen | **Abbildung** |

## GEGRILLTE MAKRELE

Den Fischbauch von 200 g Makrele mit 1–2 TL Dijonsenf einstreichen, mit frischem Thymian und zerdrückten Pfefferkörnern füllen. Den Fisch schräg einschneiden. Im vorgeheizten Backofen bei 200 Grad 8 bis 10 Minuten grillen. **Menü:** Zusätzlich Frischkost mit 1 Portion Salatsauce und gedämpftes Gemüse nach Belieben (Seite 122).

| Tierisches Eiweiß | Mittagessen |

## FISCHSPIESSCHEN

120–150 g festen Fisch in große Würfel schneiden, mit Meersalz und Pfeffer würzen. Gemüsepaprika-/Peperonistücke, Zucchini- und Zwiebelwürfel mit den Fischwürfeln auf ein Spießchen reihen, in 1 TL Olivenöl extra nativ beidseitig langsam braten. Mit gehackten Kräutern bestreuen. **Menü:** Zusätzlich Frischkost mit 1 Portion Salatsauce (Seite 122).

| Tierisches Eiweiß | Mittagessen |

## KABELJAU AUF GEMÜSEBEET

Je $1/2$ roten und gelben Gemüsepaprika/Peperoni entkernen, in feine Streifen schneiden, 1 Schalotte hacken, 1 Tomate schälen und würfeln, 1 kleinen Zucchino in Scheiben schneiden, alles in 1 TL Olivenöl extra nativ dünsten, wenig Gemüsebrühe angießen, mit Meersalz, Pfeffer und Paprikapulver würzen. 120–150 g Kabeljau mit Kräutermeersalz würzen, auf das Gemüse legen, zugedeckt auf kleinem Feuer 10 Minuten dünsten. Mit Basilikumstreifen bestreuen. Mit Zitronenspalten servieren. **Menü:** Zusätzlich Frischkost mit 1 Portion Salatsauce (Seite 122).

| Tierisches Eiweiß | Mittagessen |

## FISCHFILETS MIT TOMATEN

120–150 g Fischfilets mit Meersalz und Pfeffer würzen. In einer Bratpfanne mit Deckel 1 TL Olivenöl extra nativ mit einem Pinsel ausstreichen, erhitzen, die Fischfilets mit der Hautseite nach unten hineinlegen, gleichzeitig fein gehackte Zwiebeln und fein gehackten Knoblauch mitbraten. 2 Tomaten in Scheiben schneiden, auf den Fisch legen und würzen. Ein paar Minuten zugedeckt dünsten. Mit fein gehackten Kräutern bestreuen. **Menü:** Zusätzlich Frischkost mit 1 Portion Salatsauce (Seite 122).

Tierisches Eiweiß          Mittagessen

## FISCHFILETS MIT CHAMPIGNONS

1 kleine Schalotte fein hacken, 150 g Champignons putzen und in Scheiben schneiden, beides in 1 TL Olivenöl extra nativ dünsten, 1 EL Wasser angießen. 120–150 g Fischfilets mit festem Fleisch in mundgerechte Stücke schneiden, zusammen mit den Pilzen braten. Mit Meersalz und Pfeffer würzen, verfeinern mit 1 EL saurer Sahne/Sauerrahm. Mit frischen Kräutern bestreuen. **Menü:** Zusätzlich Frischkost mit 1 Portion Sauce (Seite 122).

Tierisches Eiweiß          Mittagessen

## GEBACKENE SEEZUNGE

Die Hautseite von 120–150 g Seezungenfilets leicht einritzen, mit Meersalz und Pfeffer würzen, gehackten Knoblauch und fein gehackte Petersilie darüber verteilen. Die Filets in Folie einpacken, im vorgeheizten Backofen bei 180 Grad auf mittlerem Einschub 15 Minuten backen. Die Folie öffnen, 1 TL Kräuterbutter über den Fisch verteilen. **Menü:** Zusätzlich Frischkost mit 1 Portion Salatsauce und gedämpftes Gemüse nach Belieben (Seite 122).

Tierisches Eiweiß          Mittagessen

## FISCHPÄCKCHEN

120–150 g Kabeljau oder einen anderen Fisch mit 1 TL Olivenöl einpinseln, mit Meersalz und Pfeffer würzen, auf ein großes Stück Alufolie legen. Den Fisch mit Schalotten- und Knoblauchscheiben, gehackter Petersilie und Tomatenvierteln belegen, Alufolie locker schließen. Im vorgeheizten Backofen bei 220 Grad etwa 8 Minuten backen. **Menü:** Zusätzlich Frischkost mit 1 Portion Salatsauce (Seite 122).

Tierisches Eiweiß          Mittagessen

## GARNELENSALAT

120–150 g gegarte Garnelen/Krevetten mit 1 Portion Salatsauce (Seite 122) vermengen, abschmecken mit Zitronensaft. $^1/_2$ Salatgurke in feine Scheiben schneiden, auf einem Teller auslegen, den Garnelensalat darauf anrichten, mit Dill garnieren. **Auswärts essen:** Ideal zum Mitnehmen an den Arbeitsplatz.

| Tierisches Eiweiß | Mittagessen |
| --- | --- |

## TOMATEN-THON-SALAT

100 g gut abgetropften Thon in einer Schüssel grob zerpflücken, Cornichons, Zwiebelscheiben, Kapern, Tomaten- und Salatgurkenstückchen und 4 Oliven dazugeben, mit 1 Portion Salatsauce (Seite 122) vermengen. Auf Blattsalat anrichten. **Auswärts essen:** Ideal zum Mitnehmen an den Arbeitsplatz.

| Tierisches Eiweiß | Mittagessen |
| --- | --- |

## FISCHSALAT

120–150 g im Dampf gegarte Fischwürfel, Salatgurken- und Radieschenscheiben sowie Apfelstückchen mit 1 Portion Salatsauce (Seite 122) vorsichtig mischen. Auf Salatblättern anrichten, mit Alfalfasprossen garnieren. **Auswärts essen:** Ideal zum Mitnehmen an den Arbeitsplatz.

| Tierisches Eiweiß | Mittagessen |
| --- | --- |

## JAKOBSMUSCHELN

1 Schalotte fein hacken, 1 Hand voll Champignons putzen und halbieren oder vierteln, mit 180 g Jakobsmuscheln in 1 TL Olivenöl extra nativ dünsten, 3 EL trockenen Weißwein, 1 EL Gemüsebrühe und 2 EL süße Sahne/Rahm angießen, aufkochen und zugedeckt 5 Minuten köcheln lassen. Mit Meersalz und Pfeffer würzen. Fein gehackte Petersilie darüber streuen. **Auswärts essen:** Ideal zum Mitnehmen an den Arbeitsplatz. **Menü:** Zusätzlich Frischkost mit 1 Portion Salatsauce und gedämpftes Gemüse nach Belieben (Seite 122).

| Tierisches Eiweiß | Mittagessen |
| --- | --- |

## POCHIERTE FISCHFILETS AUF SPINAT

$^1/_2$ l Gemüsebrühe und 4 EL trockenen Weißwein aufkochen, 120–150 g Fischfilets mit der Hautseite nach innen aufrollen, mit einem Holzstäbchen fixieren, in die heiße Brühe legen, bei kleinster Hitze zugedeckt einige Minuten pochieren. 200 g jungen Spinat im Dampf zusammenfallen lassen, in einem Sieb gut ausdrücken, in die Pfanne zurückgeben und mit 1 EL süßer Sahne/Rahm erhitzen, mit Meersalz, Pfeffer und durchgepresstem Knoblauch abschmecken. Den Spinat anrichten, die Fischröllchen darauf legen, mit Zitronenscheiben garnieren. **Menü:** Zusätzlich Frischkost mit 1 Portion Salatsauce (Seite 122).

| Tierisches Eiweiß | Mittagessen | **Abbildung** |
|---|---|---|

## MIESMUSCHELN

800 g frische Miesmuscheln unter fließendem kaltem Wasser gründlich bürsten und von den Barthaaren befreien. Offene Muscheln wegwerfen. 250 g gemischtes Gemüse, z. B. Lauch, Möhren/Karotten, Zwiebeln, Petersilie, zerkleinern. Das Gemüse in 1 TL Olivenöl extra nativ dünsten, Muscheln und 125 ml/1,25 dl Flüssigkeit (halb trockener Weißwein, halb Wasser) und 1 Lorbeerblatt dazugeben. Den Deckel aufsetzen, 8 bis 10 Minuten kochen lassen. Den Topf ab und zu kräftig bewegen, damit die Muscheln gleichmäßig heiß werden. Die Muscheln aus der Brühe nehmen, ungeöffnete wegwerfen. **Menü:** Zusätzlich Frischkost mit 1 Portion Salatsauce (Seite 122).

| Tierisches Eiweiß | Mittagessen |
|---|---|

## POCHIERTE LACHSSCHEIBE MIT ESTRAGON

1 kleinen Lauch und 1 Möhre/Karotte putzen und in feine Streifen schneiden, im Salzwasser blanchieren, mit einem Schaumlöffel herausnehmen und beiseite stellen. 1 Lachsscheibe (120–150 g) in das kochende Salzwasser legen, auf der ausgeschalteten Wärmequelle zugedeckt 3 bis 5 Minuten pochieren. Den Lachs anrichten, mit Zitronensaft beträufeln und reichlich Estragon bestreuen. Das Gemüse mit 1 TL Butter erwärmen, anrichten. **Menü:** Zusätzlich Frischkost mit 1 Portion Salatsauce (Seite 122).

| Tierisches Eiweiß | Mittagessen |
|---|---|

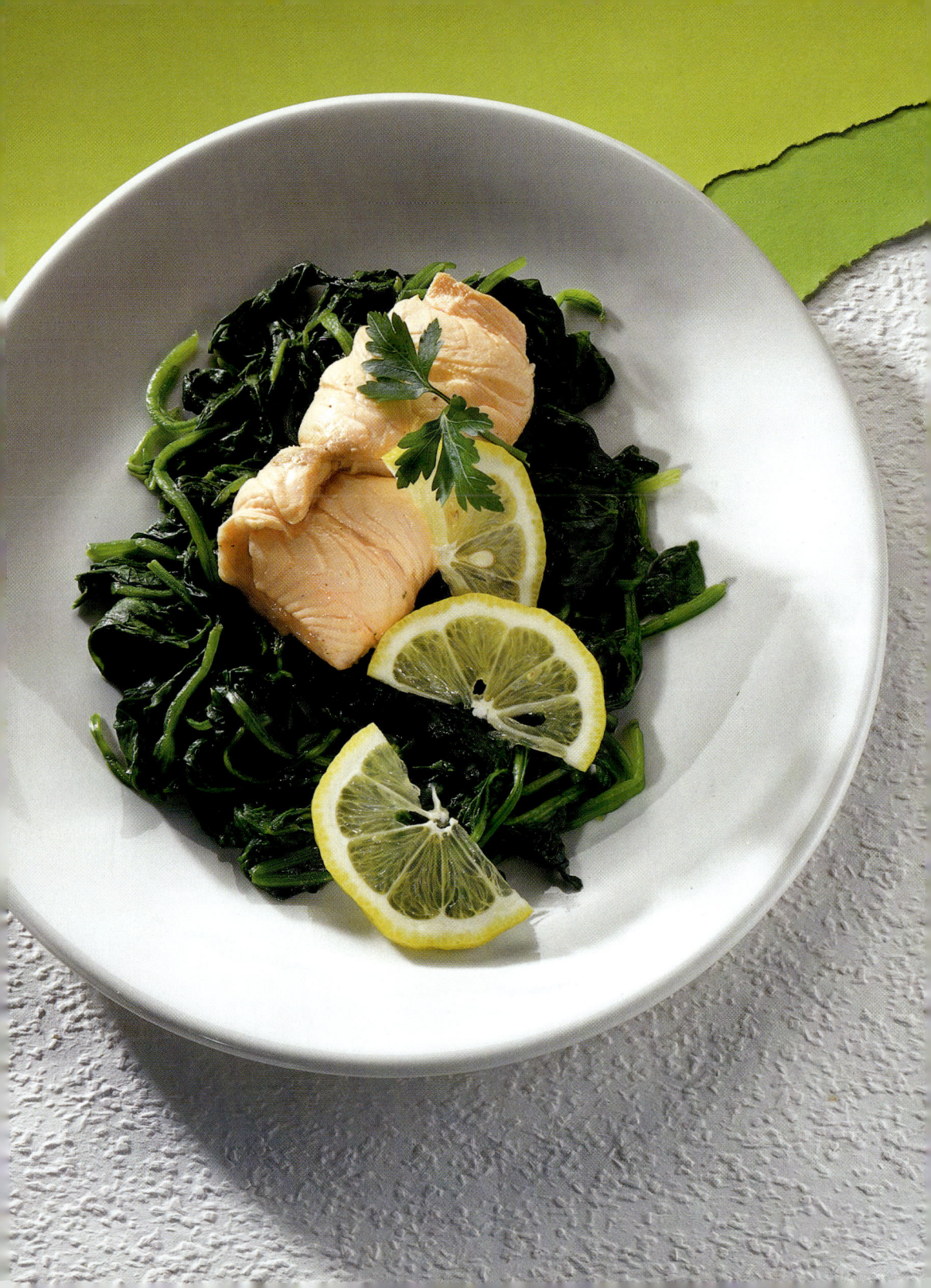

## RAUCHLACHS

100 g Rauchlachs auf Blattsalat anrichten. Mit Zitronenscheiben oder -spalten, Zwiebelscheiben, Kapern und nach Belieben mit gekochtem grünem Spargel garnieren. 1 Portion Salatsauce (Seite 122) separat servieren. **Auswärts essen:** Ideal zum Mitnehmen an den Arbeitsplatz.

| Tierisches Eiweiß | Mittagessen | **Abbildung** |

## POCHIERTER KABELJAU

$^{1}/_{2}$ l Wasser, Saft und abgeriebene Schale von $^{1}/_{2}$ unbehandelter Zitrone, 1 Lorbeerblatt. $^{1}/_{4}$ TL Meersalz und 4 Pfefferkörner in einem weiten Kochtopf aufkochen, von der Wärmequelle nehmen. 120–150 g Kabeljau hineinlegen, 10 Minuten zugedeckt pochieren. Den Fisch herausnehmen, mit Meersalz und Pfeffer würzen, mit einigen Tropfen Zitronensaft abschmecken, gehackte Petersilie darüber streuen. **Tipp:** Mit einer scharfen Tomatensauce (siehe Spaghetti mit Tomatensauce, Seite 26) servieren. **Menü:** Zusätzlich Frischkost mit 1 Portion Salatsauce (Seite 122).

| Tierisches Eiiweiß | Mittagessen |

## FORELLE BLAU

$^{1}/_{2}$ l Wasser, 125 ml/1,25 dl Apfelessig, 1 EL Zitronensaft und abgeriebene Schale von $^{1}/_{2}$ unbehandelter Zitrone, $^{1}/_{4}$ TL Meersalz und 1 Lorbeerblatt in einem weiten Kochtopf aufkochen. Eine kleine Forelle hineinlegen, auf kleinem Feuer zugedeckt rund 8 Minuten pochieren. Mit Zitronenspalten und 1 TL Butter oder Kräuterbutter servieren. **Menü:** Zusätzlich Frischkost mit 1 Portion Salatsauce und gedämpftes Gemüse nach Belieben (Seite 122).

| Tierisches Eiweiß | Mittagessen |

## GEBRATENE FISCHFILETS

120–150 g Fischfilets mit Meersalz und Pfeffer würzen. Die Bratpfanne mit 1 TL Olivenöl extra nativ einpinseln, erhitzen. Die Fischfilets mit der Hautseite nach unten in die Bratpfanne legen und bei mittlerem Feuer braten. Der Fisch ist gar, wenn er weiß, also nicht mehr durchsichtig ist. Mit fein gehackter Petersilie bestreuen. Mit Zitronen- und Tomatenspalten garnieren. **Menü:** Zusätzlich Frischkost mit 1 Portion Salatsauce und gedämpftes Gemüse nach Belieben (Seite 122).

| Tierisches Eiweiß | Mittagessen |

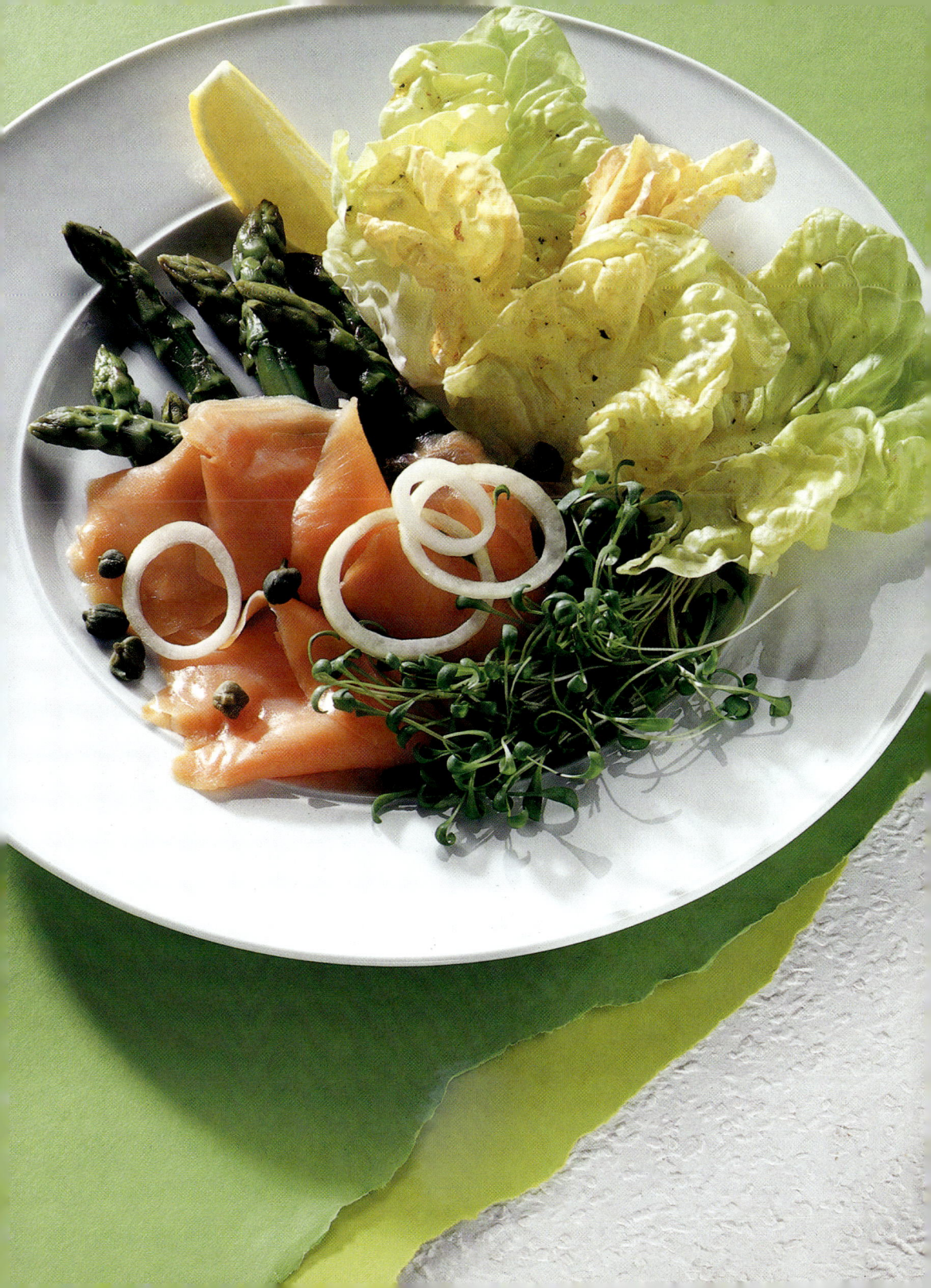

## GEBRATENE SCHOLLE AUF GURKENBEET

120–150 g Scholle/Goldbutt auf der dunklen Seite einschneiden, die hautlose Seite mit Zitronensaft, Meersalz und Pfeffer würzen. 2 TL Olivenöl extra nativ in einer Bratpfanne erhitzen, den Fisch beidseitig je 2 Minuten braten, die Pfanne ab und zu bewegen. Die Scholle auf einem Beet aus feinen Gurkenscheiben anrichten. Mit Zitronenspalten und Sprossen garnieren.

Tierisches Eiweiß　　　　Mittagessen

## KABELJAU AUS DEM OFEN

300–400 g gemischtes Gemüse, z. B. Zwiebeln, Knoblauch, Knollensellerie, Möhren/Karotten, Lauch, Kohlrabi, putzen und in feine Streifen schneiden, in eine ofenfeste Form verteilen. 250 ml/2,5 dl Gemüsebrühe und 4 EL trockenen Weißwein angießen. 120–150 g Kabeljau oder einen ähnlichen Fisch würzen und darauf legen. Die Form mit Alufolie schließen. Im vorgeheizten Backofen bei 200 Grad rund 20 Minuten dünsten. **Menü:** Zusätzlich Frischkost mit 1 Portion Salatsauce (Seite 122).

Tierisches Eiweiß　　　　Mittagessen

## GEGRILLTER FISCH

1 EL trockenen Weißwein, 1 KL Zitronensaft, Meersalz, Pfeffer, Shoyu und nach Belieben fein gehackten Knoblauch zu einer Marinade rühren. 120–150 g Thun- oder Schell- oder Schwertfisch (1 Scheibe) mit der Marinade beträufeln, 10 Minuten marinieren. Die Fischscheibe in eine ofenfeste Form legen, im vorgeheizten Backofen auf Grillstufe rund 3 Minuten grillen. **Menü:** Zusätzlich Frischkost mit 1 Portion Salatsauce und gedämpftes Gemüse nach Belieben (Seite 122).

Tierisches Eiweiß　　　　Mittagessen

## GEDÄMPFTER KABELJAU

$^1/_2$ l Gemüsebrühe und 4 EL trockenen Weißwein in einen Topf geben. Den Dämpfaufsatz mit wenig Öl einstreichen. 120–150 g Kabeljau oder einen ähnlichen Fisch gut würzen und in den Aufsatz legen, rund 15 Minuten dämpfen. Mit fein gehackten frischen Kräutern bestreuen. **Tipp:** In der Brühe 1 Portion Gemüse mitkochen und als Suppe oder Beilage servieren. **Menü:** Zusätzlich Frischkost mit 1 Portion Salatsauce (Seite 122).

Tierisches Eiweiß　　　　Mittagessen

# GRUNDREZEPTE

### LANGKORN-NATURREIS
### (3 PORTIONEN = 3 MAHLZEITEN)

150 g Langkorn-Naturreis und 400 ml/4 dl Wasser
**Schnellkochtopf:** Den Reis und das Wasser ohne Salz in den Topf geben. 15 Minuten kochen lassen. Vom Feuer nehmen. 5 Minuten nachquellen lassen. Den Topf unter kaltem Wasser abschrecken, öffnen.
**Konventionelle Garmethode I:** Den Reis und das Wasser ohne Salz aufkochen, auf höchster Stufe 5 Minuten kochen lassen, dann auf der ausgeschalteten Wärmequelle 30 Minuten oder länger zugedeckt quellen lassen.
**Konventionelle Garmethode II:** Den Reis und das Wasser ohne Salz aufkochen, auf kleinem Feuer zugedeckt 30 bis 40 Minuten kochen lassen.

### RUNDKORN-NATURREIS
### (3 PORTIONEN = 3 MAHLZEITEN))

150 g Rundkorn-Naturreis und ³/₄ l Wasser
Den Reis über Nacht im Wasser quellen lassen. Am nächsten Tag mit dem Wasser aufkochen, auf kleinstem Feuer 30 Minuten quellen lassen.

### HIRSE
### (2 PORTIONEN = 2 MAHLZEITEN)

100 g Goldhirse und 200 ml/2 dl Wasser
Die Hirse in einem feinmaschigen Sieb mit heißem Wasser abspülen. Die Hirse ohne Salz mit dem Wasser aufsetzen, 2 Minuten köcheln lassen. Auf der ausgeschalteten Wärmequelle zugedeckt 30 Minuten quellen lassen.

### ROLLGERSTE
### (2 PORTIONEN = 2 MAHLZEITEN)

100 g Rollgerste und 1 Msp Meersalz und 250 ml/2,5 dl Wasser
Das Wasser und das Salz aufkochen, die Rollgerste dazugeben, auf kleinstem Feuer 20 Minuten quellen lassen.

### MAIS (2 PORTIONEN = 2 MAHLZEITEN)
100 g feinen Maisgrieß und 300 ml/3 dl Gemüsebrühe
Die Gemüsebrühe aufkochen, den Mais einrühren, auf kleinem Feuer unter ständigem Rühren zu einem dicken Brei kochen. Auf der ausgeschalteten Wärmequelle zugedeckt 10 Minuten quellen lassen.

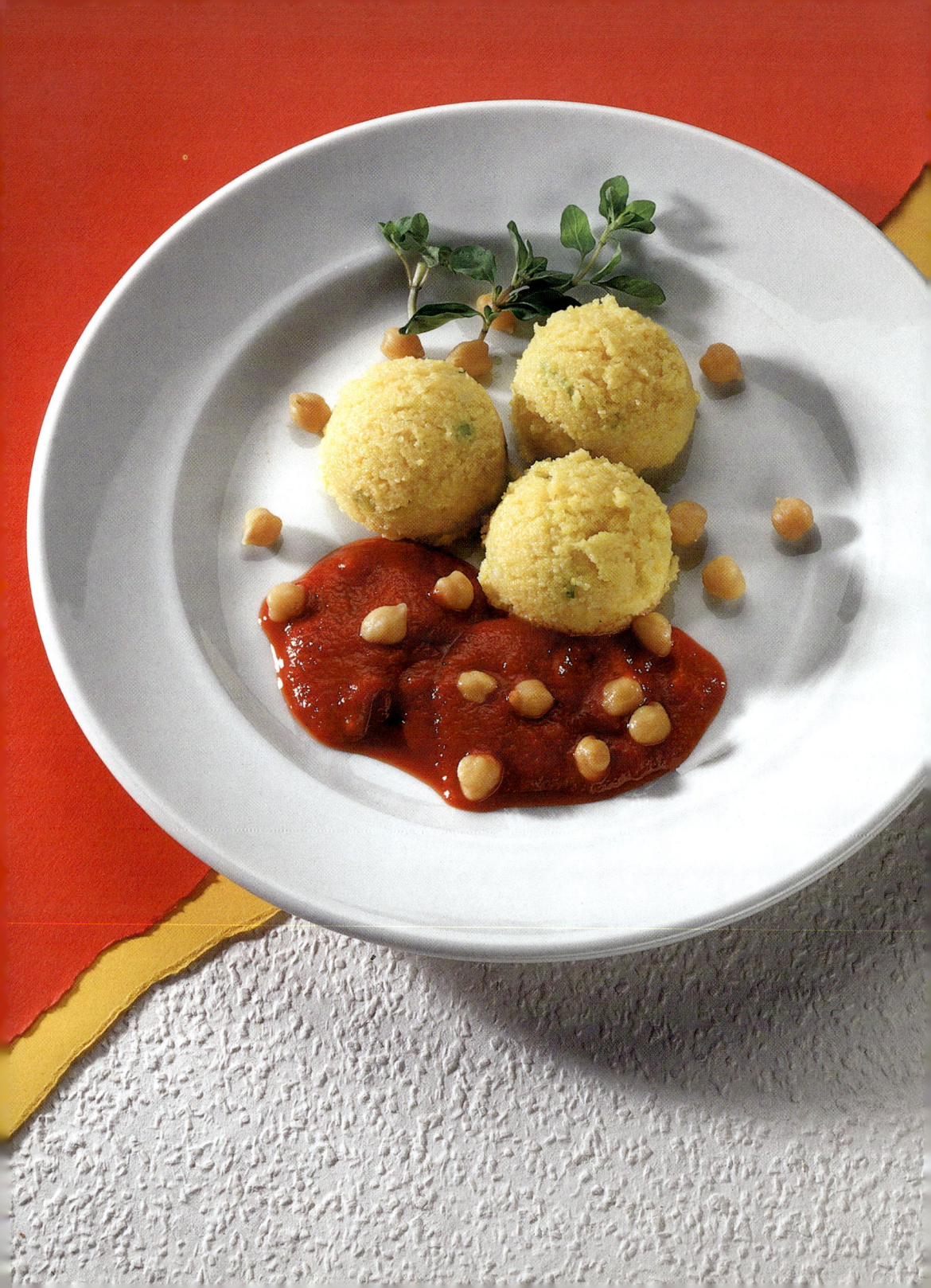

# HÜLSENFRÜCHTE

Mindestens 2 Portionen oder mehr aufs Mal kochen
Die Hülsenfrüchte über Nacht in reichlich kaltem Wasser einlegen. Das Einweichwasser am nächsten Tag weggießen. Die Hülsenfrüchte in den Schnellkochtopf geben. Gut mit Wasser bedecken. Kein Salz beifügen! Je nach Alter und Lagerung kann die Kochzeit variieren:

- Kleine weiße Bohnen, rote Bohnen (Indianerbohnen),
  Borlotti Bohnen 8 Minuten (wenn nicht eingeweicht: 25 Minuten)
- Gelbe Erbsen (Kichererbsen) 6-8 Minuten (wenn nicht eingeweicht:
  25 Minuten)
- Braune Linsen 6 Minuten (wenn nicht eingeweicht: 10–12 Minuten)

## SAMEN UND NÜSSE FÜR DEN VORRAT RÖSTEN

Samen und ganze Nüsse in einer Pfanne ohne Fett unter ständigem Rühren trocken rösten, bis das Röstgut fein duftet. Das Röstgut in einem großen, rechteckigen Blech ausbreiten und erkalten lassen. In einem Vorratsglas aufbewahren.

## SCHALENKARTOFFELN

Den Schnellkochtopf bis zum Siebeinsatz mit Wasser füllen. 250 g Kartoffeln oder mehr (gekochte Kartoffeln können im Kühlschrank 2 bis 3 Tage aufbewahrt werden) gut waschen, auf den Siebeinsatz legen. Den Topf schließen, die Kartoffeln 6 bis 10 Minuten garen, je nach Größe. Den Topf erst öffnen, wenn der Druckanzeiger unten ist. In einem konventionellen Kochtopf beträgt die Garzeit 20–30 Minuten, je nach Größe der Kartoffeln.

## SCHNELLES VOLLKORNBROT FÜR ANFÄNGER

500 g fein gemahlenes, frisches Dinkelmehl und $1\frac{1}{2}$ TL Meersalz in einer Schüssel mischen, eine Vertiefung machen. 40 g frische Hefe (1 Würfel) und 2 TL Akazienhonig verrühren, in die Mehlmulde geben, wenig Mehl darüber streuen. Den Vorteig an einem warmen Ort zugedeckt 30 Minuten gehen lassen. 350 ml/3,5 dl Wasser beifügen, das Ganze zusammenfügen und den Teig 10 bis 15 Minuten kräftig von Hand kneten. 1 EL Kerne oder Samen (Sonnenblumen- oder Kürbiskerne, Sesamsamen usw.) einkneten. Den Teig an einem warmen Ort zugedeckt auf das doppelte Volumen aufgehen lassen. Den Teig zu einer Kugel formen und diese flach drücken, auf ein mit Backpapier belegtes Blech legen. Nochmals 15 Minuten gehen lassen. Mit Wasser einpinseln und nach Belieben mit Schrot bestreuen. Den Teig 2 bis 3 Mal einschneiden. Das Brot im vorgeheizten Backofen in der unteren Hälfte zuerst 10 Minuten bei 220 Grad, dann 35 Minuten bei 180 Grad backen. Auskühlen lassen. **Tipp:** Brot portionieren und in Beutel, tiefkühlen.

## GEDÄMPFTES GEMÜSE

300–500 g Saisongemüse putzen und zerkleinern, tropfnass in einen Kochtopf mit Siebeinsatz (bis zum Siebeinsatz mit Gemüsebrühe oder Wasser füllen) geben, im Dampf knackig garen. Zum Dämpfen eignet sich ebenfalls ein normaler Kochtopf; auch hier braucht es etwas Wasser oder Gemüsebrühe für den Dampfhaushalt.

## SALATSAUCE FÜR DEN VORRAT
## 1 PORTION = 4 EL (4 ESSLÖFFEL)

125 ml Apfel-, Weißwein oder Rotweinessig, $^{1}/_{2}$ l Olivenöl extra nativ oder ein anderes kalt gepresstes Öl, 300 ml/3 dl Gemüsebrühe und 2–4 EL Shoyu gut verrühren. Abschmecken mit 2-4 EL Dijonsenf, schwarzem Pfeffer, Kräutermeersalz oder Streuwürze (Reformhaus). In eine Flasche mit Schraubverschluss füllen. Im Kühlschrank aufbewahren. Vor Gebrauch kräftig schütteln.

## FRISCHKOST/SALAT

Die Frischkost kann sich aus Blattsalat (Endivie, Kopfsalat, weißer Brüsseler Endivie/weißer Chicorée, Pflücksalat, Eisbergsalat, Radicchio/Cicorino rosso usw.) und rohem Gemüse (Möhren/Karotten, Knollensellerie, Stauden-/Stangensellerie, Roten Beten/Randen, Fenchel, Kohlrabi, Gurken usw.) zusammen. Den Blattsalat je nach Sorte in die einzelnen Blätter zerlegen oder klein schneiden. Das rohe Gemüse putzen und in Stäbchen, Scheiben, Streifen (Sparschäler) schneiden oder je nach verfügbarer Küchenmaschine zerkleinern. Frischkost mit 1 Portion Salatsauce (4 EL) beträufeln oder vermengen. Wichtig: Die Frischkost wird stets nach diesem Rezept zubereitet, es sei denn, das Menü enthalte ein individuelles Rezept. Die Frischkostmenge kann variiert werden, die Salatsaucenmenge ist einzuhalten.

# FASTENTAGE

Ein Fastentag pro Woche oder Monat entlastet den Organismus und das Verdauungssystem. Das Gewebe wird entwässert und die Gewichtsreduktion unterstützt.

Wichtig für alle Fastentage: Auf Salz, Honig und Fett verzichten. Keinen Kaffee und Schwarztee, aber viel natürliches Wasser trinken.

## REISTAG

150–200 g Naturreis kochen; siehe Rezept Seite 119. Auf 3 Mahlzeiten verteilen. Kombinieren mit rohen oder gedämpften Äpfeln oder mit gedünstetem oder rohem Gemüse. Jede Reisportion mit gerösteten Sesamsamen (1 TL) bestreuen.

## OBSTTAG

1 bis 1,5 kg Obst (Äpfel, Birnen, Zwetschgen usw.) oder Beeren (Erdbeeren, Himbeeren) auf 3 Mahlzeiten verteilen.

## KARTOFFELTAG

1 bis 1,2 kg geschälte Kartoffeln im Dampf garen. Auf 3 Mahlzeiten verteilen. Mit gedämpften oder rohem Gemüse kombinieren.

# PRODUKTE-ABC

**Akazienhonig:** Geschmacksneutrales, flüssiges Süßmittel. Lässt sich gut dosieren.

**Gemüsebrühe:** Kann aus Gemüseresten und Schälabfällen hergestellt werden. Mit Lorbeerblatt und Petersilie in reichlich Wasser kochen. Absieben. Würzen mit Kräutermeersalz.

**Gemüsebrühepulver:** Im Reformhaus gibt es Produkte ohne Geschmacksverstärker (z.B. Glutamat u.a.). Das Pulver sollte zudem «fettfrei» sein.

**Gomasio:** Sesamsalz aus gerösteten, gemahlenen Sesamsamen, gemischt mit Meersalz. Erhältlich im Reformhaus.

**Hefeflocken:** Wachsen auf Melasse oder Molke. Enthalten alle essentiellen Aminosäuren, Eisen und seltene Spurenelemente. Pikanter, würziger Geschmack. Hefeflocken haben mit Backhefe nichts zu tun. Erhältlich im Reformhaus.

**Kleie:** Fällt beim Sieben von Vollkornmehl an. Sie kann für Müslis, Suppen, Pfannkuchen usw. verwendet werden.

**Öl, kaltgepresst:** Besitzt einen hohen Anteil an essentiellen einfach und mehrfach ungesättigten Fettsäuren. Eignet sich für die kalte und warme Küche.

**Olivenöl extra nativ:** Ist aufgrund der Fettsäurezusammensetzung prädestiniert für die kalte und warme Küche.

**Pil-Pil:** Weizenprodukt, wie Grieß zu verwenden.

**Rundkornreis:** Gibt beim Kochen besonders viel Stärke ab und wird deshalb sehr sämig. Ideal für Risotto und Süßspeisen.

**Sambal Oelek:** Pfefferschoten, die mit Salz und Essig verstampft worden sind. Sehr scharf.

**Shoyu:** Japanische Sojasauce aus konzentriert pflanzlichem Eiweiß. Wird aus Sojabohnen, Weizen und Meersalz hergestellt. Shoyu anstelle oder in Kombination mit Salz verwenden. Kann auch durch Sojasauce ersetzt werden.

**Tartex:** Rein pflanzliches Produkt auf Hefebasis, enthält zudem hochwertiges Fett und Stärke. Leicht verdaulich. Guter Brotaufstrich.

**Vanillepulver:** Im Reformhaus Pulver ohne Zuckerzusatz kaufen.

# STICHWORTVERZEICHNIS